Dr E. MONIN

30
1903

Les Odeurs du Corps humain

CAUSES ET TRAITEMENTS

PARIS
OCTAVE DOIN, ÉDITEUR
8, PLACE DE L'ODÉON, 8

Dr E. MONIN

Les Odeurs du Corps humain

CAUSES ET TRAITEMENTS

Nouvelle édition (3e mille), très augmentée.

PARIS
OCTAVE DOIN, ÉDITEUR
8, PLACE DE L'ODÉON, 8

LES ODEURS

DU

CORPS HUMAIN

Td 14
28
B

DERNIERS OUVRAGES DU MÊME AUTEUR

ENVOI *franco* CONTRE MANDAT-POSTE

L'Hygiène de la beauté (11e édition) . . . . 4 fr.
Les Arthritiques . . . . 4 »
Les Névropathes . . . . 5 »
Hygiène et traitement curatif des troubles digestifs . . . . 4 »
Les Remèdes qui guérissent (cures rationnelles des maladies) . . . . 4 »
Hygiène et traitement des maladies de la peau . 3 »
Hygiène et traitement du diabète . . . . 3 »
Hygiène et médecine journalière 3 50
La Lutte pour la santé 3 50
Misères nerveuses (4e édition) 3 50
Formulaire de médecine pratique (8e édition) . . . 5 »
L'Hygiène de l'estomac (11e édition) . . . . 4 »
L'Hygiène des sexes (5e édition) . . . . 4 »
L'Hygiène des riches (3e édition) . . . . 4 »
L'Hygiène du travail . . . . 4 »
La Santé par l'exercice . . . . 4 »
L'Alcoolisme 3 50
Les Maladies épidémiques . . . . 1 »
Les Odeurs du corps humain . . . . 2 »
Les Propos du docteur (4e édition). 2 volumes à . . 4 50
Précis élémentaire d'hygiène pratique (en collaboration avec le Dr Dubousquet) . . . . 6 »
Esquisses d'hydrologie clinique (20 brochures) . . . » »
La Santé de la femme . . . . 4 »
Les Maladies vénériennes . . . . 3 »
Comment on défend sa virilité . . . . 1 »
Comment on se défend contre les métrites . . . . 1 »
— — contre l'eczéma . . . . . 1 »
— — contre le diabète . . . . . 1 »
Les Maladies de la digestion . . . . 4 »
Les Troubles nerveux d'origine sexuelle 1 50

PRÉFACE

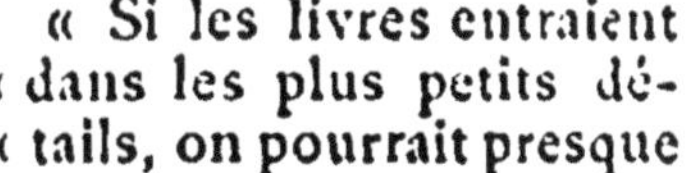

« Si les livres entraient
« dans les plus petits dé-
« tails, on pourrait presque
« se passer de l'expérience.

« François BACON. »

Je puis dire que cet ouvrage est sur le chantier depuis vingt-cinq ans : je l'ai commencé, en effet, en 1877, aussitôt après ma thèse, et je n'ai cessé d'y travailler jusqu'à ce jour.

En 1885, sous le titre « Un nouveau chapitre de séméiologie », *les Odeurs du corps humain* ont eu la faveur du prix biennal à la Société de Médecine pratique de Paris. Publié sous la forme d'un imparfait essai, ce mémoire obtint, en deux années, *deux éditions* (G. Carré, éditeur, 1885 et 1886), une traduction anglaise et une italienne, ainsi que de nombreux comptes rendus et citations détachées, dans la presse médicale, les encyclopédies et les dictionnaires de médecine.

Après ce *longum ævi spatium*, l'auteur a trouvé tous les loisirs pour compléter et mettre au point son livre favori, dont le sujet lui appartient toujours en propre, puisque rien, depuis lors, n'a été publié, comme œuvre d'ensemble, sur l'importante question des odeurs du corps humain. Il a, d'ailleurs, pensé être utile à ses confrères, ainsi qu'au public instruit, en élargissant la question, cantonnée, jusqu'alors, par lui, dans le domaine du diagnostic; sous le titre de *Déductions thérapeutiques*, chaque chapitre du livre d'aujourd'hui comportera la sanction pratique du traitement approprié au symptôme. L'utilité de l'ouvrage en sera augmentée et l'édition de ce jour justifiée par cela même.

Dr E. MONIN,

7, rue Royale, Paris.

LES ODEURS

DU CORPS HUMAIN

PROLÉGOMÈNES

En rassemblant en un corps de doctrine les faits, épars dans la science, *sur les odeurs du corps humain bien portant ou malade*, nous avons eu, pour but principal, la réhabilitation en médecine de l'observation olfactive, objet du plus injuste discrédit. Les ondes odorantes révèlent *toujours* des changements chimiques importants, et deviennent ainsi, pour l'observateur, des indices précieux. Elles jouent, *dans tous les phénomènes biologiques*, un rôle capital. Morren (*Botanique* de Duchartre) démontre que les orchidées perdent leur parfum une demi-heure après l'application du pollen. Rivière cite surtout le *conophallus*, dont les fleurs femelles exhalent une odeur infecte, jusqu'au moment où les fleurs mâles y répandent le produit de leurs étamines, etc.

*
* *

Les parfums, les couleurs et les sons se répondent.
Il est des parfums frais comme des chairs d'enfants,
Doux comme le hautbois, verts comme les prairies;
Et d'autres, corrompus, riches et triomphants,
Ayant l'expression des choses infinies,
Comme l'ambre, le musc, le benjoin et l'encens,
Qui chantent les transports de l'esprit et des sens.

ainsi que l'a dit notre subtil poète Baudelaire.

Le sens de l'odorat, largement appliqué à la clinique, acquiert la plus médicale importance pratique. On a beau dire avec J.-J. Rousseau : « L'odorat est le sens de l'imagination », et répéter que le nez nous fournit des renseignements vagues, conjecturaux et sans valeur absolue, on n'en restera pas moins convaincu de l'importance du *contrôle olfactif* en médecine.

Après avoir lu attentivement nos divers chapitres, les praticiens verront, en effet, qu'il s'agit d'autre chose que d'observations platoniques ou de curiosités de physico-chimie biologique : *il s'agit de faits du plus vif intérêt pratique...*

De ce que l'odeur ne constitue que rarement un signe pathognomonique, pouvons-nous conclure qu'il faille négliger l'éducation du sens olfactif? Où sont les renseignements *absolus* fournis par l'ouïe, par la vue, par le toucher lui-même? Les sens n'ont-ils pas tous besoin de se contrôler réciproquement?

Nos anciens, pour qui tout, en clinique, se faisait par les sens, s'attachaient à l'exacte observation de tous les symptômes. Aussi, étaient-ils forcés d'accorder à l'odeur dans les maladies l'importance réelle qu'elle a pour le diagnostic et pour le pronostic. Comme ils manquaient de notre outillage physico-chimique contemporain et de nos moyens de diagnostic perfectionnés, ils ne pouvaient dédaigner aucun des renseignements fournis par les sens. De même les sauvages, les indiens, les aveugles (Wardrop), les sourds-muets, ont le sens olfactif très développé, parce qu'ils sont, pour ainsi dire, forcés d'exercer particulièrement ce sens. Au contraire, l'homme moderne, le *médecin contemporain*, perdent toute acuité, toute finesse nasale; ils deviennent *anosmotiques*, parce qu'ils réservent tous les efforts de l'éducation pour leurs autres sens, négligeant à dessein l'éducation de l'odorat, sacrifié à la vue, *ce roi des sens*, sacrifié à l'ouïe, dont on sait pourtant les défaillances, sacrifié au toucher, fréquemment aussi infidèle!...

Le nez devient ainsi, au centre de la physionomie, une sorte de roi fainéant, dont on ne saurait trop déplorer la déchéance. Bien exercée, cependant, l'olfaction devient un sens de délicat, de raffiné, une source précieuse de satisfactions mentales et de connaissances scientifiques. J'espère énumérer, éloquemment, les immenses services que ce sens est capable de rendre au médecin, en attirant dans la voie de la vérité les efforts de son diagnostic et de son traitement.

Langer (1752), Landré-Beauvais (1806), Hipp. Cloquet (1821), l'avaient bien compris : mais la voix de ce dernier (*Osphrésiologie*, etc.) s'est perdue sans écho; et depuis ce temps, déjà loin de nous, on n'a guère eu que dédain et mépris pour le sens olfactif...

L'éducation, disais-je, est capable de transformer ce sens en un instrument de perception suffisamment précis et des plus utiles. Dans une chambre d'accouchée, l'odeur aigre indique au nez exercé que tout va bien, que le travail de la sécrétion lactée s'inaugure. Au contraire, l'odeur ammoniacale lui fera craindre l'imminence du syndrome morbide connu sous le nom de *fièvre puerpérale*. L'étude séméiologique des odeurs fourmille de faits analogues. Rappelons, ici, instructive dans sa brièveté, l'observation que rapporte, dans la *préface* de son *Traité de chirurgie*, le Dr Vidal (de Cassis) :

« J.-L. Petit, voyageant en Allemagne, distingua, dans un « *poêle* », l'odeur de gangrène, *parmi plusieurs autres non moins désagréables* et put ainsi guérir un homme qui se mourait de hernie étranglée. »

Que ne donnerait pas l'éducation olfactive, si elle faisait, un jour, partie des études médicales, au même titre que l'auscultation? Elle a, autant qu'elle, ses nuances et ses finesses. Comme le remarquent Robin et Verdeil (*Chimie anat.*, t. III, p. 481), « l'odeur varie de mille manières, selon la nature de la substance, le degré plus ou moins avancé de l'altération organique, les conditions de température ou d'humidité dans lesquelles elle se passe ». Pour apprécier les différences, il importe donc que le médecin et le chirurgien soient, l'un et l'autre, le *vir bene munctæ naris*, l'homme aux narines bien mouchées, dont parlent les anciens.

Ne négligeons donc pas l'éducation de la pituitaire, qui mène à d'admirables résultats. Lisez, à ce sujet, cette page, écrite par Piesse, dans la préface de ses *Odeurs, parfums et cosmétiques* (trad. O. Réveil, 1865) : « Pour le nez ignorant, toutes les odeurs sont pareilles ; mais le nez civilisé par le plaisir ou l'intérêt devient le plus délicat ou le plus sagace des organes. Les marchands de vin et de thé, les droguistes, les importateurs de tabac, d'autres encore, doivent imposer à leur appareil olfactif un véritable cours d'instruction. Un négociant en houblon plonge son nez dans un sac, aspire le parfum de la fleur, et dit ensuite le prix qu'il en veut donner... On a besoin de se rappeler les odeurs, et la ténacité avec laquelle elles se fixent dans la mémoire est un fait à remarquer... Un parfumeur expérimenté a parfois deux cents odeurs dans son laboratoire, et sait distinguer chacune d'elle par son nom. Quel musicien pourrait, sur un clavier comprenant deux cents notes, reconnaître et nommer la touche frappée, sans voir l'instrument? »

Piesse nous montre ainsi, que pour les perfectionnements à acquérir, l'odorat n'est point au-dessous des autres sens[1]...

En médecine, le nez est peut-être moins agréable ; tout le monde n'est pas de l'avis du baron Boyer, ce vieux grognard de la chirurgie, affirmant *très sérieusement* préférer l'odeur du cadavre à celle de la rose, qui, disait-il, « n'était faite que pour les freluquets ». Quant à moi, je suis obligé d'avouer que la Nature m'a doué libéralement sous le rapport de l'olfaction, mais que cette libéralité

1. Les littérateurs contemporains, les romanciers surtout, qui suivent pas à pas les découvertes médicales, ont bien compris l'importance du sens olfactif : dans « Renée Mauperin », un personnage ayant reçu une balle dans le ventre met son doigt dans la plaie, puis l'approche de son nez. A une certaine odeur *sui generis*, il reconnaît mortelle la blessure : son intestin va empoisonner la plaie.

Daudet, dans sa satire virulente « les Morticoles », fait plus d'une allusion à l'emploi du sens olfactif (Bissauge) : Maupassant, également (*passim*).

Emile Zola, gourmet d'odeurs, délicate machine à sensations, décrit, entre autres senteurs spéciales « cette odeur d'amour qui s'échappe le matin de la chambre close de deux jeunes époux » (*La Curée*). Un philosophe remarquable, M. L. Bernard (Montpellier, 1889), a consacré une grosse brochure à la seule question des *Odeurs dans les romans de Zola*. On y rencontrera une foule d'observations très fines et très exactes.

m'a causé plus de désagréments que de jouissances : en ce monde, et surtout dans l'exercice médical, la « sentinelle avancée » a plus affaire à de mauvaises odeurs qu'à de bonnes !

« Tout, dit avec raison le philosophe grec Théophraste, tout est plus ou moins odorant. » Nous ajouterons que toutes les odeurs sont *particulières*, et que l'on ne saurait procéder, en osphrésiologie, que par comparaisons.

Le flair subtil est souvent chose individuelle, congénitale. Mais l'exercice est incontestablement aussi pour beaucoup dans cette subtilité. L'éducation du nez est délicate, souvent pénible en médecine, où l'on flaire plus d'odeurs indifférentes ou *désagréables* que de suavités. Non seulement nous conseillons une grande concentration de l'attention et de la volonté, mais nous croyons indispensable *l'intégrité* parfaite de l'appareil olfactif et des sinus. En effet, la *post-perception*, sorte de prolongation olfactive, d'où naissent les associations d'idées osphrésiologiques, la *mémoire olfactive* (si l'on peut dire) *indispensable en séméiologie*, cette post-perception si utile, tient surtout aux sinus, dont le rôle physiologique consiste à emmagasiner les ondes odorantes.

De plus, l'odeur présente, en médecine, les particularités les plus étranges et les moins explicables. Nous avons essayé, toutes les fois que nous l'avons pu, de faire intervenir dans notre étude les explications les plus rationnelles de la chimie organique : nous n'avons pas la prétention d'avoir toujours atteint la vérité... Des maladies, en apparence les plus analogues, diffèrent, du tout au tout, au point de vue osphrésiologique. Comparez, par exemple, les malades atteints de fièvre typhoïde, ces malades *si odorants*, avec les cholériques, ainsi dépeints par Briquet (*Traité du choléra morbus*, 1850, p. 71) : « Les cholériques, dit-il, n'émettent pas beaucoup d'odeur. Leurs vomissements sont inodores; leurs selles ne frappent l'odorat que quand on les examine de près; les rares sueurs qu'ils éprouvent ne portent avec elles aucune odeur. Enfin, les cadavres ne se putréfient que très lentement, et ne dégagent qu'en très petite quantité les gaz de la putréfaction ». Supprimez *vomissements* et dites exactement l'opposé : vous avez le fidèle tableau osphrésiologique de la dothiénentérie[1].

Après cela, faites des théories chimiatriques ! Elles auront le même sort que les théories physiques juxtaposées à l'œuvre de Laënnec : elles n'ajouteront rien à l'observation terre à terre

1. « Du moment que nous nous servons de la vue, de l'ouïe, du toucher, et quelquefois du goût, dans le diagnostic des maladies, pourquoi ne nous servirions-nous point de l'odorat? Ce sens, en effet, doit être exercé ; et de même qu'on apprend au jeune étudiant à se servir de son oreille pour diagnostiquer les maladies du poumon, du cœur, etc., de même, on peut lui apprendre à se servir de son nez pour le mettre sur la voie de certaines affections. Nos maîtres, du reste, ont toujours su se servir de l'odorat. Il me souvient que pendant une opération de hernie étranglée, le professeur Verneuil, ayant mis à nu l'anse intestinale, demanda le meilleur flair de l'assistance, afin de sentir si l'anse était ou non gangrenée, point des plus importants pour la suite de l'opération. Isambert diagnostiquait, *au nez*, les plaques muqueuses génitales chez les femmes. Que d'exemples pourrait-on citer !

Le Dr Monin a fait œuvre utile en réunissant tous les documents épars de l'osphrésiologie dans la plus admirable des synthèses. » (Dr Martel. *Presse médicale*, octobre 1886.)

et clinique. Ce qui ne veut pas dire qu'il faille dédaigner les lumières que nous apportent, sans cesse, la physique et la chimie. Non, mais il ne faut pas en faire des lois; il faut rompre, au lit du malade, avec tout ce qui n'est pas observation : *medicina tota in observationibus.*

L'odeur est l'âme subtile de la clinique : son langage éveille, obscurément, dans l'esprit du praticien, la première idée du diagnostic et fouette, en quelque sorte, l'intérêt de l'observation intime. Avec l'habitude acquise, les narines médicales frémissent sans cesse, cherchant à noter les mystérieuses correspondances et les secrètes affinités des symptômes odorants, surpris dans la variété de leurs nuances infinies.

La plupart du temps, la sensation des odeurs s'opère involontairement : mais pour en tirer parti dans le diagnostic, il faudra toujours favoriser le contact des molécules odorantes avec la pituitaire, en *flairant*, c'est-à-dire en opérant plusieurs inspirations profondes, qui font pénétrer l'air dans les cavités nasales, les volutes ethmoïdales et jusque dans les cornets et les sinus; on utilise ainsi une grande surface de la muqueuse pituitaire, sur laquelle on répand un plus grand nombre de parcelles odorantes (Bissauge).

La perception olfactive ou *différenciation* des odeurs devient, avec l'âge, de plus en plus fine et sûre, surtout lorsque l'éducation de l'odorat vient augmenter les *souvenirs*, c'est-à-dire les comparaisons, jugements, réflexions et associations d'idées. La femme, d'après Toulouse et Vaschilde, possède un sens olfactif meilleur que l'homme : avis aux doctoresses qui voudraient contrôler et continuer nos études dans l'avenir !

Les auteurs précités, qui ont fait, en ces temps derniers, à la Société de biologie, une série d'intéressantes remarques physiologiques sur le sens de l'odorat, Toulouse et Vaschilde, remarquent que ce sens se fatigue beaucoup moins que les autres, n'étant actif que pendant l'inspiration. Il se repose durant l'expiration, c'est-à-dire durant un temps égal à son temps d'activité. Lorsque, d'ailleurs, l'odorat est fatigué, épuisé ou *distrait*, vis-à-vis d'une odeur, il peut retrouver pour d'autres odeurs une sensibilité plus grande.

Finesse d'odorat et acuité d'intelligence se trouvent fréquemment réunies et je ne me lasse pas d'observer combien la gamme des ondes odorantes est plus aisément déchiffrée par ceux dont le jugement semble le plus délié. Bien plus, le nez possède une certaine influence psychologique. Guye, d'Amsterdam, n'a-t-il pas décrit l'*aprosexie* nasale, c'est-à-dire le défaut d'attention provoqué par une anomalie ou par une perturbation de l'appareil olfactif? Il existe assurément des *cancres* d'origine nasale.

Le génie de Balzac avait pressenti ces influences physiologiques. Relisez ce bien curieux passage de sa nouvelle *Louis Lambert* :

« Les exhalaisons par lesquelles l'air était

corrompu, mêlées à la senteur d'une classe toujours sale et encombrée des débris de nos déjeuners ou de nos goûters, affectèrent son odorat; *ce sens qui, plus directement en rapport que les autres avec le système cérébral, doit causer par ses altérations d'invisibles ébranlements aux organes de la pensée.* »

Rien n'est vrai comme cette observation. L'odorat est le plus *animal*, mais aussi le plus *suggestif* de nos cinq sens : les impressions qu'il laisse restent étroitement liées aux circonstances :

« Charme profond, magique, dont nous grise
« Dans le présent le passé restauré »,

Baudelaire.

L'odorat a été défini par Buffon « un œil « qui voit les objets non selement où ils sont, « mais encore partout où ils ont été ».

Ni le son, ni la vue, ne sont, comme l'odorat, capables d'évoquer l'idée, de ressusciter la connaissance à un degré comparable !

Certains sujets neuro-arthritiques, doués d'une excessive sensibilité, ne peuvent flairer une odeur désagréable sans souffrir d'une réaction réflexe accentuée ; maux de tête, troubles nauséeux, vertiges, etc... Ces sujets, trop susceptibles aux exhalaisons, auraient tort de s'entêter dans les études osphrésiologiques et même (disons-le franchement) dans l'exercice de la médecine.

Avant de procéder à l'éducation du sens olfactif, il est bon également de connaître théoriquement une certaine classification des odeurs. Zwaardemaker adopte l'ancien système de Linné, composé de sept classes, qu'il complète par l'adjonction de deux autres, afin d'y faire rentrer les nouvelles préparations chimiques. Ces classes, avec leurs principaux représentants, sont les suivantes : 1° *odeurs éthérées* : cire d'abeilles, parfums des fruits, éther ; 2° *odeurs aromatiques* : camphre, épices, rose, citron, anis, lavande ; 3° *odeurs balsamiques* : jasmin, lys, violette, vanille, benjoin; 4° *odeurs ambrées* : ambre, musc, angélique; 5° *odeurs alliacées* : assa fœtida, ammoniaque, sulfure d'allyle; 6° *odeurs empyreumatiques* : goudron, créosote, bois brûlé, pyridine; 7° *odeurs caprylique* ou *hircinique* : acides gras, butyrique, valérianique, etc., suif; 8° *odeurs repoussantes* : punaise, sécrétions de l'ozène, opium (odeur vireuse); 9° *odeurs nauséeuses* : cadavre, matières fécales, scatol.

On ne saurait concevoir d'*olfactométrie* sans étalons d'odeur. C'est pourquoi les olfactomètres les meilleurs, ceux de Zwaardemaker et de Jacques Passy, par exemple, sont inapplicables à la clinique. Les applications de ces appareils, d'ailleurs fort curieux, ont, toutefois, prouvé l'incroyable subtilité que le nez humain est susceptible d'acquérir : on a pu discerner ainsi la deux-millionnième partie d'un milligramme de mercaptan, de musc artificiel, etc... Ces quantités infinitésimales laissent loin derrière elles les fameuses fractions de l'analyse spectrale elle-même !

Gérardin et Nicloux ont essayé, au Laboratoire du Muséum, de doser avec précision les odeurs de l'air. Leur ingénieuse méthode a, je crois, un certain avenir : elle permet d'opérer sur 30 à 40 centimètres cubes de l'air soupçonné odorant ; est fondée sur les variations de volume et s'effectue au moyen du grisoumètre Gréhant-Coquillon.

Voici comment on opère :

On introduit l'air dans une ampoule munie d'une hélice de platine qui devient incandescente à chaque passage d'un courant de 18 à 20 volts. Ces incandescences successives, dont le nombre varie, suivant les cas, de 400 au minimum à 2 000 au maximum, brûlent la vapeur organique, et la réduction de volume qui résulte de cette combustion se lit sur un tube divisé, en ayant le soin de maintenir constantes les conditions de température et de pression.

Lorsqu'une vapeur organique brûle dans l'oxygène ou dans l'air en excès, la réduction de volume observée dans le grisoumètre est à peu près proportionnelle à la quantité de vapeur organique primitive. La mesure de la réduction de volume permet donc d'apprécier cette quantité.

En se servant de cette méthode, les auteurs ont observé que les diverses vapeurs organiques ne mettent pas le même temps à saturer le même volume d'air à la même température. Après quinze minutes, l'alcool amylique donne une réduction constante égale à 2 div. 6. Il faut vingt minutes pour que le pétrole du commerce donne la réduction constante de 6 div. 4. La benzine met trente minutes et le camphre une heure, pour que leurs réductions respectives se fixent à 19 div. 0 pour la première et à 3 div. 5 pour le second.

Les odeurs de l'air étant dues, en majeure partie, à des vapeurs organiques, les auteurs sont en droit d'espérer que cette méthode permettra de déceler leur présence, et même d'en apprécier les variations. En effet ils ont constaté que l'air de leur laboratoire donne toujours une réduction égale à o div. 3. Dans la cour, près de la ménagerie des fauves, la réduction est o div. 4. Dans la ménagerie des fauves, même avec une ventilation énergique, la réduction est o div. 5. Elle s'élève à o div. 7 quand on fait passer l'air du laboratoire sur des jacinthes, des violettes ou des giroflées.

*
* *

Le nez doit faire son éducation soi-même : c'est un anarchiste, réfractaire aux impressions d'autrui. Les sensations de l'odorat, si difficiles à évoquer, sont pourtant celles qui se gravent le plus profondément dans le souvenir : cela nous prouve aussi combien elles sont essentiellement personnelles.

Il est bon de savoir que la propagation des odeurs se fait plus rapidement de bas en haut que de haut en bas ; que leur persistance paraît indépendante de leur intensité; que leur absorption et leur diffusion sont très capricieuses. D'ailleurs, même les corps les plus purs et les mieux définis ne possèdent pas nécessairement une odeur simple, ainsi que Jacques Passy l'a parfaitement démontré dans une communication à l'Institut :

Plusieurs odeurs différentes peuvent coexister dans le même composé et donner à l'odorat l'impression d'un mélange.

On peut arriver à dissocier expérimentalement ces odeurs, de manière à les mettre en évidence et à les percevoir isolément. Voici le moyen le plus simple : s'il existe réellement plusieurs odeurs dans le même composé, chacune d'elles doit avoir son minimum perceptible propre qui ne coïncide pas nécessairement avec les autres; dès lors, si l'on fait décroître progressivement la quantité de substance, on doit voir les odeurs disparaître les unes après les autres.

C'est ce que l'expérience vérifie. Soit, par exemple, l'alcool amylique tertiaire. En partant d'une dose trop faible pour être perçue et augmentant progressivement, on constate la série de sensations suivantes :

Millionnièmes de gramme.	10, premier minimum (odeur *sui generis* rappelant la benzine et l'alcool isoamylique. 2 000 environ, second minimum (odeur camphrée).

Enfin, apparaît une odeur alcoolique, qui n'est pas à proprement parler une odeur, mais une impression sur la sensibilité générale, et qui se superpose aux précédentes.

Une succession analogue se présente pour un très grand nombre de substances, telles que l'aldéhyde salicylique, l'aldéhyde benzoïque, le chlorure de benzyle, etc. La plupart des parfums, très agréables à dose faible, deviennent extrêmement désagréable à dose massive. Cela tient, *en partie*, dans un grand nombre de cas, à ce qu'ils possèdent à la fois : 1° *un parfum* très puissant, *très peu intense*, agréable, et qui seul est perçu lorsque la dose est faible; 2° *une odeur*, peu puissante, très intense, désagréable, et qui masque le parfum dès que la dose augmente. Ces variations singulières dans la qualité de l'odeur sont bien familières à tous ceux qui ont manié des parfums.

De plus, les troubles de l'olfaction, les *dysosmies* sont fréquentes et le thérapeute qui veille n'en défend pas... les médecins. Contre les anosmies par anesthésie pituitaire, il n'y a pas grand'chose à espérer. Mais on peut toujours donner ici quelques conseils favorables à la conservation de l'odorat : éviter de renifler de l'eau, du tabac ou des parfums trop violents, ne pas fumer avec excès; s'abstenir de la cocaïne etc... L'*hyperosmie* est un symptôme souvent aussi très gênant, assez commun chez les neurasthéniques : je l'ai améliorée par des prises de dermatol, extrait de ratanhia et cubèbe pulvérisés, à parties égales. Quant à la *cacosmie* d'origine psychique, elle est souvent de nature hypocondriaque.

Nous devons, enfin, toujours nous méfier de la *suggestion* olfactive, du genre de celle que rapportait récemment M. Slosson, dans la *Psychological Review* : J'avais préparé, dit M. Slosson, une bouteille remplie d'eau distillée, soigneusement enveloppée dans de la ouate et enfermée dans une boite. Après quelques expériences faites dans une conférence, je déclarai que je désirais me rendre compte avec quelle rapidité une odeur se diffuserait dans l'air de l'amphithéâtre. En conséquence, je demandais aux assistants de lever la main aussitôt qu'ils percevraient l'odeur.

J'enlevai le coton de la bouteille avec précaution et je versai à la surface un peu du contenu du flacon, en faisant mine de m'éloigner un peu. Je pris une montre à seconde et j'attendis le résultat.

J'expliquais à haute voix que j'étais absolument certain que personne dans l'auditoire, n'avait jamais senti l'odeur du composé chimique que je venais de verser et j'exprimai l'espoir que, si l'odeur devait sembler forte et caractéristique, du moins elle n'incommoderait personne.

Au bout de quinze secondes, la plupart des auditeurs placés près du professeur levèrent la main. En quarante secondes l' « odeur » se répandit jusqu'au fond de l'amphithéâtre par ondes parallèles assez régulières. Les trois quarts environ de l'auditoire déclarèrent percevoir l'odeur.

Cette observation nous prouve que le médecin osphrésiologiste fera bien de se méfier des suggestions et d'opérer dans ses recherches, autant que possible, isolément.

*
* *

J'espère, dans les pages qui suivent, démontrer clairement que notre sens de l'olfaction peut être utilement appliqué à la clinique, parce que les odeurs ont toujours une signification, dans les phénomènes biologiques. L'osphrésiologie est surtout un recueil de faits : or, entre une opinion et un fait, il y a l'infini (Leibnitz). Ce n'est donc pas assez de compter les faits, il faut *les peser et les assortir*, sous des rubriques distinctives. Mais il importe, d'abord, de classer à peu près tous les faits. C'est la besogne des chapitres successifs de ce petit volume.

Les émanations odorantes qu'il est le plus utile de reconnaître et d'apprécier en pathologie sont produites par des sels volatils à acides gras, dont les bases sont constituées par la potasse et la soude. (Bissauge).

Les principaux acides sont représentés par :

L'acide Amylique (ou Hircique) $C^{10}H^{9}O^{3}$ HO), odeur aigre ;

L'acide Caprylique ($C^{16}H^{15}O^{3}HO$), odeur de sueur humaine forte ;

L'acide Butyrique ($C^{8}H^{7}O^{3}HO$), odeur de beurre rance ;

L'acide Caproïque ($C^{12}H^{11}O^{3}HO$), odeur de sueur faible ;

L'Acide Caprique ($C^{20}H^{19}O^{3}HO$), odeur de sueur faible;

L'acide Formique ($C^{2}H^{2}O^{4}$), odeur piquante de la fourmi.

L'acide Acétique ($C^{4}H^{4}O^{4}$), odeur forte pénétrante de vinaïgre;

L'acide Propionique ($C^{6}H^{6}O^{3}$), odeur de choucroûte;

L'acide Sulfhydrique (SH), odeur d'œufs pourris;

L'acide Phosphorique ($PH\ O^{5}$), odeur alliacée, piquante;

L'acide Sulfureux ($S\ O^{2}$), odeur suffocante, etc...

L'Ammoniaque (ou ses composés) peut faire aussi sentir son odeur vive et piquante qui provoque les larmes.

*
* *

L'étude anatomique des fibres nerveuses centrales de l'olfactif montre, d'après van Gehuchten, comment le bulbe olfactif se continue avec l'écorce cérébrale. Il existe des bandelettes olfactives analogues aux bandelettes optiques : les fibres courtes, terminées dans la substance grise, constituent la voie d'olfaction *réflexe*, tandis que les fibres longues, terminées dans l'écorce cérébrale, forment la voie d'olfaction *consciente*. Grazzi fait observer que la nature a placé l'appareil collecteur de l'odorat dans un endroit reculé, pour ne pas fatiguer inutilement le cerveau par des impressions continues et multiples.

Pour bien flairer, il faut que les particules odorantes pénètrent dans les narines avec l'air inspiré ou expiré : une inspiration forte et saccadée favorise l'amplitude des ondes odorantes et leur perméabilité. C'est par une action physique, spécifique et impondérable, que les odeurs agissent sur la muqueuse nasale. Le plus ou moins de finesse de l'odorat serait dû, en partie, d'après certains auteurs, à la perf[illegible] du pigment de la région olfactive. Les altérations du pigment exercent une action inhibitrice probable sur le sens de l'odorat : on les a observées chez les vidangeurs, les chasseurs de castor, les blanchisseurs, etc...

Toutes les inflammations de l'appareil nasal et de ses annexes, toutes les dégénérescences de voisinage nuisent à l'olfaction. Il en est de même des maladies générales ou fébriles, qui agissent sur les cellules bi-polaires ou sur le centre percepteur : influenza, syphilis, tuberculose, typhoïde, diphtérie, paralysies, tabes, épilepsie. L'alcool, le mercure, le plomb, le tabac, la morphine, les iodures, les bromures influencent défavorablement l'olfaction. La cocaïne, appliquée très haut, dans les fosses nasales, exercerait, d'après Grazzi, les effets suivants : par son action constrictive, elle réduit d'abord les tissus et creuse la fente olfactive (*hyperosmie*) ; ensuite, l'action directe paralysante du médicament est suivie d'*anosmie* qui se prolonge cinq à six heures et est, elle-même, suivie de *restitutio ad integrum*. — Dans les cas d'anosmie essentielle, sans lésions nasales, affection assez rare d'ailleurs, M. Bibard a vu souvent réussir le traitement suivant :

1° Chaque matin, irrigations nasales *chaudes* à l'eau bouillie, au moyen d'un siphon de Weber.

2° Priser, trois fois par jour, un peu de la poudre suivante :

Sulfate de strychnine...	0 gramme 10 centigrammes.
Sous-nitrate de bismuth.	10 grammes.

3° Électrisations.

Dans les cas d'anosmie hystérique, l'électricité est, comme dans tous les cas similaires, une méthode de choix, sous la forme de courants faradiques appliqués à la racine du nez.

*
* *

On ne s'étonnera pas de l'importance de l'osphrésiologie animale, si l'on songe que l'odeur joue aussi son rôle, même dans la nature inorganique. Bien des corps chimiques, et parmi les moins volatils, exhalent, spontanément ou par le frottement, une odeur spéciale (cuivre, étain, quartz fétide, etc.).

Les combinaisons chimiques sont fréquemment l'origine de certaines odeurs ou la cause de leur disparition. Il est digne de remarque que ce sont précisément les corps inodores qui, en se combinant ensemble, produisent des substances odorantes, et réciproquement. C'est ainsi que l'azote et l'hydrogène, tous deux inodores, forment en s'unissant le gaz ammoniac, dont l'action sur l'appareil olfactif est très prononcée ; d'autre part, le chlorhydrate d'ammoniaque, privé d'odeur, résulte de l'union de l'ammoniaque avec l'acide chlorhydrique, tous deux odorants.

L'odeur sert, assez souvent, de *réactif*, en chimie. Pour déceler la cocaïne, par exemple, nous utilisons la réaction odorante indiquée par Ferreira da Silva, et consistant dans la production de benzoate d'éthyle reconnaissable à l'odorat. Cette réaction, bien que très sensible, a l'inconvénient de n'être pas spéciale. Elle peut être produite, en effet, à l'aide d'autres substances, parmi lesquelles l'aconitine et l'acide hippurique, qui, au point de vue toxicologique, ont un intérêt immédiat : l'un comme poison, l'autre à cause de sa présence à peu près constante dans l'organisme.

Pour distinguer l'antifébrine et la phénacétine de l'antipyrine, on chauffe une petite quantité de substance avec un fragment de chlorure de zinc, dans un tube d'essai :

Vapeurs aromatiques	Antifébrine.
Odeur piquante d'acide acétique.	Phénacétine.
Odeur analogue à celle du sulfure de carbone récent. . .	Antipyrine.

Elle est bien connue et caractéristique, l'*odeur de la terre* fraîchement remuée, l'odeur de la terre mouillée par une pluie d'orage. A quoi est-elle due ? D'après M. Clarke Nuttall, l'odeur de la terre fraîche est en rapport avec le développement d'une bactérie, le *clado-*

thrix odorifera, qui, en se multipliant sur les matières végétales en décomposition, détermine la formation d'une substance volatile odorante. Cette substance se dégage du sol d'autant plus facilement qu'il fait plus chaud et qu'il a plu. Elle se mêle à l'air avec l'évaporation de l'eau. On sent l'odeur terrestre surtout après les averses. On la sent aussi quand on remue le sol, parce qu'on met au jour les parties humides, et le cladothrix ne se multiplie que dans la terre humide. Dans la terre sèche, son développement s'arrête, sa vitalité se ralentit; mais à la première humidité il reprend toute sa vigueur. Ce sont les substances végétales, les feuilles en décomposition, qui servent à son alimentation. Aussi, l'odeur de la terre est-elle surtout prononcée dans les bonnes terres riches en humus.

C'est du *règne végétal* que l'on tire la plupart des parfums : ou plutôt ce sont les fleurs qui ont servi de types odoriférants à la parfumerie moderne, orientée aujourd'hui vers la synthèse.

Il existe d'étranges anomalies d'odeurs, parmi les végétaux. Ainsi, la résine de scammonée a l'arôme de la brioche ; le *braccia cinnamomea* sent le chocolat ; le *vanda Batemani*, le cuir de Russie ; certaines roses-thé sentent la pêche ; certaines anémones, la pomme. Il est des plantes disgraciées par la nature au point de répandre les fétidités les plus écœurantes. Je signalerai ici l'ailante, dont la fleur empeste l'urine de chat ; la rose *Persian yellow*, qui sent la punaise : l'*Orchis hircina*, qui pue le bouc ; le *Chenopodium vulvaria*, exhalant un relent de poisson pourri ; et, enfin, l'*Amorphophallus Rivieri*, dont l'inflorescence dégage des miasmes de viande gâtée, à tel point pénétrants et vrais, que les mouches, trompées, y viennent pondre leurs œufs.

Je ne puis me dispenser, dans ces *Prolégomènes*, de dire ici quelques mots des parfums et de leur influence sur l'organisme. J'ai traité déjà cette question ailleurs[1] mais à un point de vue plus esthétique que physiologique. Montaigne affirmait, dans une phrase célèbre, que la médecine pourrait peut-être *tirer des odeurs plus d'usage qu'elle ne le fait.* Les progrès de l'*osmothérapie* (préconisée également par Bichat et Béclard) sont les corollaires obligatoires de la doctrine antiseptique. La divisibilité extrême des parfums, d'une part, et leur action incontestable sur les microbes, d'autre part, donnent aux essences odorantes, naturelles ou artificielles, une importance capitale en hygiène privée et publique. Elle ne tardera pas, je pense, à s'imposer dans la pratique.

Les parfums ont eu, d'abord, une origine religieuse : longtemps, on les employa au culte exclusif des dieux et des morts. Puis, la femme s'en empara, dans un but d'influence sur l'homme, et — pourquoi ne pas le dire, puisque l'Écriture en fait souvent mention ? —

1 Dr E. Monin. *L'Hygiène de la beauté* (11e édition, p. 243).

dans un but de purification et de mauvaises odeurs à masquer. Les parfums les plus anciennement usités semblent avoir été ceux d'origine animale (musc, civette, castoréum, ambre gris), les gommes-résines (benjoin, tolu, encens), et les écorces (cannelle, cascarille). Ce n'est que beaucoup plus tard qu'on extrait les essences des fleurs par la distillation ou par l' « enfleurage », à l'aide des graisses. Enfin notre époque contemporaine a vu naître et prospérer l'industrie chimique des parfums synthétiques artificiels.

L'usage des parfums est susceptible de causer des migraines, des vertiges, des nausées, des saignements de nez, des extinctions de voix. Leur continuel voisinage énerve et alanguit volontiers, lorsqu'il s'agit surtout d'odeurs fines et fades : la névropathie orientale tient, pour une large part, à l'abus des parfums. Toutefois, certaines odeurs aromatiques et pénétrantes (lavande, citron, menthe, verveine, thym, romarin, etc.) possèdent plutôt des propriétés stimulantes, toniques et antispasmodiques, capables de restaurer et de ranimer les forces nerveuses déprimées.

On ne saurait assimiler les accidents causés par les fleurs à ceux des parfums ; car ils tiennent plus, en général, à l'acide carbonique qu'aux essences exhalées par ces cassolettes naturelles. On se méfiera, toutefois, des fleurs de nuances blanches, les plus riches de toutes en toxines microbiennes[1].

Le pouvoir antiseptique des essences a été,

1 En outre des accidents signalés déjà par les auteurs : migraines, vertiges, syncopes, faiblesses, spasmes, convulsions, nausées, vomissements, palpitations, cardialgies, les odeurs sont susceptibles de provoquer des altérations de la voix. Ces altérations ont été excellemment décrites par Joal, du Mont-Dore.

Les désordres peuvent porter sur les différentes parties de l'instrument humain, élément résonnant, élément vibrant, élément moteur.

L'impression olfactive donne lieu à un premier réflexe, qui détermine la turgescence du tissu érectile du nez, et l'excitation des filets du trijumeau, d'où un réflexe secondaire aboutissant à des manifestations diverses : *a*, troubles vaso-moteurs de la muqueuse nasale (pharyngite, laryngite par propagation) ; *b*, troubles vaso-moteurs de la muqueuse laryngée, (paralysie consécutive des muscles constricteurs) ; *c*, toux nerde nos jours, péremptoirement démontré : l'Institut Pasteur, lui-même, a dressé la liste de celles qui s'opposent, le plus efficacement, au développement des cultures bactériennes. Les essences d'armoise, de bouleau (cuir de Russie), de badiane, de bergamote, de bois de Rhodes, de camomille, cannelle, cédrat, carvi, carmin, genièvre, hysope, menthe, muscade, myrte, marjolaine, origan, patchouli, pouliot, sauge, serpolet, tanaisie et verveine, ont été particulièrement vérifiées comme pouvoir

veuse (congestion vocale consécutive) ; *d*, spasmes des muscles bronchiques.

Ces accidents réflexes ont pour effet. soit de modifier le timbre de la voix, de rendre les notes élevées moins faciles, moins limpides; soit de produire l'enrouement, l'aphonie même; soit, en diminuant la puissance respiratoire, d'amoindrir l'intensité, le volume, la durée des sons, ou d'épuiser rapidement les forces du chanteur.

Ces altérations se montrent, de préférence, chez les personnes nerveuses à sensibilité excessive, et surtout chez les névropathes arthritiques. Un état de prédisposition est également créé par une lésion hypertrophique de la muqueuse nasale.

L'emploi de la cocaïne en applications intranasales (badigeonnages, pulvérisations, poudre) sera profitable aux sujets affectés (Joal.)

désinfectant indéniable. Le benjoin, le camphre, l'eucalyptus, le thym, la lavande sont aussi d'incomparables antiseptiques.

C'est aux aromates, aux baumes, aux résines et aux essences que les momies d'Égypte durent leur si complète conservation à travers les siècles. La chirurgie de nos jours revient à l'utilisation de ces précieuses propriétés. On dissout dans le « rétinol » (extrait de colophane), qui leur enlève leur pouvoir irritant, les essences de cannelle, géranium, thym, origan, verveine, santal, serpolet, etc., et l'on obtient, ainsi, d'excellents agents antiseptiques, pour les mains du chirurgien ou pour certaines plaies. Il est probable aussi que les vapeurs d'essence possèdent, par inhalation, une heureuse influence sur l'appareil respiratoire, et c'est ce qui nous explique la quasi-immunité des distillateurs de Grasse pour la tuberculose.

Dans la toilette du visage, je ne conseille pas d'abuser des essences ni même des alcoolats. La plupart des peaux délicates s'accommodent mieux des eaux distillées (laurier-cerise, rose, lavande, fleur d'oranger, romarin. etc.), additionnées de 5 p. 100 de borate de soude et 10 p. 100 de glycérine neutre, ainsi que je le recommande dans mes ouvrages sur la beauté et dans mon livre sur l'*Hygiène et le traitement de la peau*.

Pour les épidermes gras et faciles à encrasser, je prescris, sur la serviette trempée d'eau chaude, quelques gouttes de l'eau de toilette suivante : alcool de vin à 90° (600 gr.) ; éther sulfurique (50 gr.); teinture d'opoponax (20 gr.); essence de néroli (10 gr.) ; essence de bergamote (5 gr.) ; essence de citron (3 gr.) ; essence de mélisse (2 gr.) ; essence de rose vraie (1 gr.). Cette formule est parfaite pour les peaux aisément malodorantes.

Ainsi que l'a chanté Sully-Prudhomme :

L'odeur suave emplit jusqu'au bord toute l'âme.
Philtre plus vague et moins obsédant que la voix.
C'est une autre musique, immobile, où se pâme,
Une note éthérée, une seule à la fois...

Cela signifie qu'il faut toujours éviter les mélanges de parfums *disparates*, ce que j'appellerai les « cacophonies d'odeurs ». C'est tout un art de savoir se parfumer, art voisin de celui de la parure. Une élégante s'assimile son parfum, comme elle s'assimile la toilette adéquate à son individualité. L'odorat est, d'ailleurs au premier chef, le sens des affinités. De même qu'il existe une gamme des odeurs, il y a toute une psychologie des parfums, psychologie qui attend encore son Kant ou son Hégel...

Comment parfumer nos appartements? Rien de plus commode, à cet égard, que la combustion lente d'un papier aromatique, facile à préparer soi-même. Plongeons, d'abord, dans une solution concentrée de salpêtre, des bandes de papier à filtre. Retirons-les bien imbibées, faisons-les sécher sur des cordes, puis aromatisons-les, en les plongeant dans un mélange à parties égales de : teintures de benjoin, tolu, myrrhe, cannelle, encens, musc, cascarille ;

essences de géranium, santal, girofle, vétiver et bergamote. Après dessication, le papier, brûlé sans flamme, émet une fumée odorante et suave, qui assainit les locaux habités. Les personnes plus simples font dissoudre des baies de genièvre sur des charbons; l'odeur est moins agréable, mais tout aussi purificatrice, toutes les fumigations possédant pour l'oxygène une réelle affinité et absorbant les produits gazeux, amoniaco-sulfurés de la fermentation putride, dont il sera longuement question au cours de ce volume.

J'ai fait, tout à l'heure, allusion à l'industrie des parfums artificiels. De même que les couleurs végétales furent, peu à peu, remplacées par les dérivés du goudron de houille (aniline, etc.), de même les parfums naturels sont peu à peu détrônés par la même synthèse chimique. On tire de la benzine la fausse essence d'amandes amères, dite de « mirbane »; le wintergreen se dérive du phénol. La houille fournit la vanilline, l'héliotropine, la fausse cannelle, la coumarine, (fève tonka, foincoupé), l'ionone (fausse « violette » de Parme). Le terpinéol ou fausse essence de « lilas », extrait de la térébenthine, est un parfum très stable en présence des alcalis, ce qui permet sa vaste utilisation en savonnerie.

La fausse essence de muguet est un mélange de 20 d'héliotropine pour 80 de terpinéol. De la térébenthine, dérivent aussi le citral (fausse essence de Portugal), divers camphres odoriférants, l'eucalyptol, le faux thym. Chacun a maudit la fragrance offensante du musc artificiel (produit par l'action de l'acide sulfurique sur une solution d'acétoxylol et d'alcool isobutylique).

Nos femmes françaises devraient bien joindre à leur bon goût naturel un peu de patriotisme protectionniste, pour réagir contre ces apports incessants de la chimie allemande, dont les conquêtes compromettent peu à peu notre commerce national d'essences naturelles (Par bonheur on ne saurait supplanter l'oranger, jusqu'ici, du moins).

Hélas! il faut, de plus en plus, démocratiser même les industries aristocratiques et faire du bon marché pour M. Tout-le-Monde ! C'est ainsi que l'essence de géranium (60 fr. le kilo) remplace peu à peu celle de roses (1 500 fr. le kilo). C'est ainsi que le géranium, lui-même, se trouve falsifié par l'huile d'anthropogun, (graminée des îles Moluques)..., en attendant que la chimie vienne à en trouver la synthèse encore moins chère.

CHAPITRE PREMIER

L'ODEUR DE LA PEAU ET DE SES ANNEXES

La perspiration cutanée et les sécrétions diverses de la peau répandent, autour de chaque individu, comme autour de chaque espèce animale, une odeur particulière. Cette odeur, ordinairement peu sensible, est fort bien perçue par certains sujets à odorat développé. Les races inférieures, indiens, nègres, etc., sont fameuses à cet égard, sentant leur homme à une grande distance, absolument comme le chien sent son maître. Les Juifs présentent une odeur spéciale de la peau, odeur dont Marc-Aurèle se plaignait déjà.

Certains sujets, à odorat hyperesthésié, perçoivent fort bien les différences de l'odeur cutanée, différences inappréciables pour d'autres. Cadet de Gassicourt (*Dict. des sc. méd.*, t. IV, p. 196) a observé une jeune dame qui distinguait, à l'odeur seule, les hommes et les femmes ; elle ne pouvait supporter de sentir les draps de son lit, lorsqu'ils avaient été touchés par un autre que par elle. Le *Journal des Savants* de 1684 rapporte qu'un moine de Hongrie reconnaissait, par l'olfaction, une femme chaste d'une femme qui ne l'était pas. La chose n'est pas aussi difficile qu'on pourrait le penser : nous savons tel médecin de femmes, qui flaire admirablement la période menstruelle chez ses clientes, sans s'y tromper jamais[1].

Le Dr Bet (*Archiv. der Gesammter Physiologie*, juillet 1898) a fait d'intéressantes expé-

1. Les excitations génésiques, l'abus du coït, etc., exaltent évidemment l'odeur de la peau. Tout le monde a décrit, depuis Juvénal, la rance odeur des prostituées. Chacun sait qu'aux époques menstruelles, la sueur des femmes s'acidifie, et peut faire *tourner le lait ou les sauces*, d'après une opinion vulgaire, mais très fondée. Nous reviendrons, du reste, plus tard, sur ces odeurs d'origine sexuelle, dont l'importance est peu contestable.

riences en vue d'établir que tout homme a une odeur particulière qui le caractérise parmi ses semblables. Non seulement les chiens, mais aussi certaines personnes douées d'un excellent odorat, peuvent distinguer un individu d'un autre. Un ami du Dr Bet a pu, les yeux bandés, reconnaître et appeler par leurs noms les différentes personnes — composant des groupes variés situés à plusieurs pas de lui — qui sont venues à son contact. L'auteur a même établi que chaque famille a une odeur caractéristique et commune à tous ses membres.

Haller ne pouvait supporter l'odeur des vieillards. Ce savant physiologiste et philosophe médical, dans son *Traité de physiologie*, soutient, bien avant Brown-Sequard, qu'il se fait continuellement une sécrétion du sperme, comme de toutes les humeurs en général. Il prouve que l'odeur qu'exhalent plusieurs animaux pendant le temps du rut, celle qu'on reconnaît chez le jeune homme arrivé à l'époque de la puberté, celle observée chez ceux qui gardent pendant longtemps une continence forcée, sont produites par une certaine quantité de sperme qui a été portée dans le torrent de la circulation et dont tous les organes se trouvent plus ou moins imprégnés. Il soutient, comme la plus grande preuve de son assertion sur cette résorption interne, que les eunuques et les animaux châtrés n'ont plus cette odeur. Il pense aussi que c'est le sperme qui donne, après l'accouplement, à la chair et au lait des femelles, ce goût désagréable qu'on leur reconnaît ; que c'est cet *esprit fétide vital*, comme il le désigne, ou l'*aura seminalis*, exhalé du sperme, qui détermine tous les changements qu'on observe dans l'homme à l'époque de la puberté : « *Vitale virus maxime ad sanitatem et robur animæ et corporis confert.* » Vous voyez que Brown-Sequard n'a guère innové sur ce chapitre.

Sous le rapport des perceptions odorantes, l'observation des animaux nous montre le flair subtil des chats et des chiens, à l'égard du fumet, variable, de la peau humaine. En voici des exemples :

Un chat qui, à quelques mois de distance, appartint à deux maîtresses, fut recueilli par la dernière, à la suite de la mort de la première. L'une et l'autre meurent à quelques mois de distances : dans l'un et l'autre cas, le chat s'éloigne de sa maîtresse deux ou trois jours avant sa mort. On peut croire qu'il percevait une *odor mortis*. « C'est fort mauvais signe pour un malade que l'abandon de son chat », prétend la sagesse populaire.

Chacun a pu constater combien les chiens reconnaissent au flair une personne détermi-minée. Certains sujets de l'espèce humaine ont l'odorat assez subtil pour atteindre le même résultat. Cela nous remet en mémoire le cas d'un médecin de Vienne, qui fit quelque bruit, il y a de cela une dizaine d'années. Cet honorable confrère était à même de reconnaître, par simple flairement, qu'un sujet du sexe masculin s'était adonné au coït peu de temps auparavant. Il fut utilisé à ce titre, pour élucider le cas d'un homme accusé de viol.

Barruel le père n'allait pas aussi loin que cet intéressant spécialiste : mais il différenciait fort bien, à l'odeur, le sang de l'homme et celui de la femme, attribuant à des acides gras volatils les différences de senteurs.

Rarement l'odeur cutanée est agréable. Cependant, on cite (d'après Plutarque) Alexandre-le-Grand, dont la sueur odorait la violette ; et, plus près de nous, Malherbe, Cujas, Haller, qui exhalaient, sur la peau, une suave odeur de musc. Le plus ordinairement, l'odeur cutanée est soufrée, désagréable. « *Sa puanteur vient surtout aux roußeaux tavelez* », nous dit Ambroise Paré. Quant aux bruns, ils ont l'odeur cyanique ; les blonds, qui sont les moins odorants, possèdent une faible senteur musquée. Les gras sentent plus fort que les maigres ; et il n'est pas rare de constater, dans l'obésité, une odeur cutanée oléagineuse, due au développement d'acides gras dans la sécrétion sébacée, suractivée par la dystrophie adipogène. Les personnes trop sédentaires, les vieillards, les arthritiques, présentent une odeur spéciale de la peau, due aux résidus des combustions incomplètes, éliminées par les pores.

Lorsque l'exagération de la sécrétion sébacée est portée à ses dernières limites, l'humeur glandulaire s'échappe sous forme de flux et répand une odeur *sui generis* rappelant celle qui se constate, dit Bazin, dans le voisinage des fabriques de chandelles.

La peau du célèbre *boulimique* Tarare (dont l'observation, unique de la science, fut recueillie par Percy) était le siège constant d'une sécrétion infecte, qui rendait sa présence insupportable.

L'âge influe beaucoup sur l'odeur cutanée. Les enfants qui tettent répandent un parfum spécial aigrelet, dû à l'acide butyrique. Ce parfum rappelle franchement celui du beurre fort, *chez les enfants élevés au biberon :* car le lait de vache est bien plus riche en beurre que celui de femme (Jolly a insisté sur ce détail intéressant au point de vue pratique).

Après le sevrage, les bébés exhalent une senteur plus douce et (disons-le) plus agréable que l'odeur butyrique...

A la puberté, le mâle exhale une odeur caractéristique, qui est, pour ainsi dire, la miniature de celle dite *de bouc*, que répand l'animal en rut. Cette odeur, l'un des importants symptômes de la *fièvre séminale* de Bordeu, se retrouve plus complète encore chez l'homme continent : « *illos hirquitallire qui non coeunt,* » disaient les Anciens. Cette odeur spécifique est, comme le pensait Haller, probablement due à la résorption de la liqueur séminale dans le torrent circulatoire, et à l'élimination, par la surface cutanée, de ses principes odorants. Il est, en tout cas, certain que l'odeur séminale disparaît, au fur et à mesure que les fonctions génitales s'affaissent...

Enfin, dans la vieillesse, la peau exhale,

comme l'a fait remarquer, « *sans métaphore*, » Bertrand de Saint-Germain (*Gaz. des Hôp.*, 1855, p. 66), une odeur de *feuilles sèches*. On peut donc dire, avec cet auteur, que par le nez seul, et sans les yeux, on peut diagnostiquer l'âge des sujets, ou du moins la période de vie où ils se trouvent.

Il en est de même des races. Leurs influences sur l'odeur cutanée sont moins connues peut-être, mais tout aussi flagrantes. Les peuples du Midi ne sentent point comme ceux du Nord. « La chair du nègre n'est pas celle du blanc », disait Velpeau. La surface tégumentaire des Groënlandais et des Cosaques répand une odeur fétide : mais leur alimentation ichthyo-huileuse et leur saleté assez ordinaire y sont pour beaucoup. Quoi qu'il en soit, l'odeur cutanée s'exagère ordinairement chez les habitants des pays chauds, dont la peau fonctionne plus que la nôtre : et, de même que les végétaux des latitudes les plus chaudes exhalent les plus fortes senteurs, de même la fleur humaine (pour user du mot de Gœthe) est aussi plus odorante, en ces régions. C'est pour cela que les nègres exhalent autour d'eux une odeur ammoniacale et rance, ne disparaissant pas par les soins de propreté, et que Pruner-Bey attribue à une huile volatile dégagée par les follicules sébacés... L'odeur cutanée est si forte chez certains nègres (les Cafres et les noirs de Madagascar ne la présenteraient point) qu'elle imprègne pour longtemps l'endroit où un noir a séjourné momentanément : on l'a comparée à celle du *bouc*. C'est celle qui permettait aux Caraïbes des Antilles de suivre un nègre *au flair*, ce que Humboldt raconte également des Péruviens. On sait que les chiens employés, en Amérique, à la chasse des esclaves marrons, distinguent parfaitement la piste des nègres de celles des indiens. L'odeur en question ne paraît pas dépendre de la transpiration ; elle n'augmente pas avec celle-ci : la matière qui la produit est sécrétée sans doute par les glandes sébacées. Quoi qu'il en soit, il y a là une différence aussi tranchée entre le blanc et le noir que celle qui existe entre le chien et le chacal [1].

L'action du système nerveux sur la senteur cutanée est fort importante. Assez fréquemment, les excitations morales, les passions dépressives, les névroses, l'exaltent ou la modifient. Féré a relaté, récemment, l'observation d'une paysanne dont l'odeur sudorale disparaît aussitôt après la conception et revient avec les règles : son mari reconnaît qu'elle est enceinte *à ce qu'elle ne fleure plus* dans la journée qui suit le coït fécondant, le fait s'est reproduit cinq fois chez elle, deux fois chez sa sœur et trois fois chez sa mère. Pour ma part, je n'ai rien observé d'analogue.

Gamberini cite le fait d'un jeune homme, qui, à la suite d'un amour contrarié et de violente jalousie, exhala de tout son corps une odeur fétide, nauséeuse et très tenace. Le Dr Hammond (de New-York) a rapporté (*Med.*

1. Hovelacque et Hervé. *Précis d'Anthropologie,* 1887, p. 347.

Record, 21 july 1877, et *Giorn. intern. delle scienze mediche*, anno V, page 193) le fait d'un hypocondriaque dont la peau répand l'odeur des violettes ; le fait d'un choréique, exhalant l'odeur du pin ; le cas d'une hystérique, qui sentait l'ananas pendant ses crises ; il parle aussi d'une autre, qui avait une transpiration limitée à la moitié gauche antérieure de la poitrine, et exhalant l'odeur de l'iris : dans ce dernier cas, l'examen chimique de la sueur fut fait, et décela la présence d'un éther butyrique.

Pour les *sueurs localisées*, ces bizarres anomalies osphrésiologiques sont loin d'être des raretés. Schmidt a connu un homme atteint d'hypérhidrose limitée aux mains et puant le soufre. Orteschi a observé une jeune fille qui, *sans aucune supercherie*, répandait une forte odeur vanillée, aux commissures des doigts. Barbier a cité le fait d'un capitaine d'infanterie, sujet à une transpiration fétide de la moitié du corps seulement, réfractaire à tout traitement, au point qu'il fut forcé de rendre ses épaulettes. Toutes ces observations sont du ressort des troubles de l'innervation.

Aussi, d'après Hammond, l'*odeur de sainteté* n'est pas une simple figure de rhétorique : c'est l'expression d'une névrose, parfumant la peau d'effluves plus ou moins agréables, au moment du paroxysme religieux extatique... Parmi les élus qui la répandirent, citons : Madeleine de Bazzi, saint Étienne de Muret, saint Philippe de Néri, saint Paternien, saint Omer, François Olympe, Jeanne de Matel, après leur mort. De leur vivant : sainte Trévère sent la rose, le lys et l'encens ; sainte Rose, la rose ; saint Cajétan, l'orange ; sainte Catherine, la violette ; sainte Thérèse, le jasmin et l'iris, sainte Lydwine, l'essence sublimée de cannelle[1].

Les faits précédents ne sont que curieux. En

1 Les saints disent aussi que nos fautes *puent* et qu'ils discernent l'état des consciences, en flairant les corps. Saint Joseph de Cupertino cria à un pêcheur : « Mon ami, tu sens bien mauvais, va te laver ! » Tous les démonologues s'accordent aussi sur la constance de l'infection sulfureuse des sorcières du moyen âge.

voici d'autres importants pour la pratique. Dans la *léthargie* (qui ne se produit guère que chez les hystériques), la perspiration cutanée donne une odeur cadavérique, ajoutant encore au tableau déjà si complet de la mort. Cette odeur a dû être, sans doute, la cause d'épouvantables erreurs : c'est, du moins, l'opinion de Bernütz (*Leç. sur l'hystérie*, in *Rev. thér.*, 1878, p. 407).

L'odeur exhalée par la peau dans les maladies mentales, odeur signalée, en 1862, par Dagonet, a été surtout étudiée par Fèvre (de Toulouse), dans son travail sur les altérations du système cutané dans la folie (Paris, 1876) : « L'odeur de la sueur chez les aliénés, dit-il textuellement, a des émanations spéciales, *sui generis*, pénétrantes et infectes, rappelant celles des mains constamment fermées, alliées à celles de bête fauve ou de souris. Cette odeur se rencontre surtout chez les paralysés généraux et les déments confirmés. Elle s'imprègne aux vêtements, objets de literie, meubles, ainsi qu'aux appartements occupés par les aliénés; et elle très tenace, *malgré tous les soins de propreté.* » Cette odeur, dans la folie, est si caractéristique, que Burrows affirme que, s'il la sentait chez une personne, il « *n'hésiterait pas à la déclarer aliénée, quand même il n'aurait pas d'autre preuve* ». Un autre psychiatre anglais allait plus loin : Knight prétendait pouvoir, d'après l'absence de cette odeur pathognomonique, découvrir la simulation de l'aliénation mentale (*Knights* Obs. of the... insanity, etc. — *London*, 1827).

Sous le nom de *bromidrosis*, Hébra (*Mal. de peau*, trad. Doyon, t. I, p. 74) a décrit une affection, consistant en une mauvaise odeur de la peau, résultant d'une condition anomale de la *materia perspiratoria*, c'est-à-dire de l'exhalaison cutanée dans son ensemble (Βρῶμος ἱδρος), sans qu'il y ait, du reste, augmentation visible de celle-ci.

Devergie avait déjà décrit cette affection,

qu'il rapportait à la perspiration gazeuse cutanée (*Mal. de peau*, 3e édit., 1863, p. 42), et Wyne-Foot avait fait de la bromidrose le sujet d'un intéressant article, auquel nous renvoyons, pour les détails : (*The Dublin, quaterly. j. of. méd. sc.*, *may* 1866).

On sait que certaines portions du corps exhalent, par la peau, des senteurs fétides plus ou moins marquées. La *bromidrosis pedum*, par exemple, est une affection fréquente. Cette odieuse infirmité n'épargne même pas les rois. D'après Fagon, le Roi-Soleil jouissait, à cet égard, d'une célébrité peu enviable. Elle allait jusqu'à éloigner de son auguste personne même les courtisans, pourtant courageux. Toutes les prescriptions de l'ancêtre auquel Molière a assuré l'immortalité se brisèrent contre la ténacité de la bromidrose. *Elle tenait de race*, et l'histoire anecdotique rapporte que la reine Marguerite pardonnait plus facilement à son époux Henri IV ses légendaires infidélités, que la non-moins légendaire senteur de ses royaux orteils. D'après Tallemant des Réaux, Mme de Verneuil lui dit un jour « que bien lui prenoit d'être roi ; que sans cela on ne le pouvoit souffrir, et qu'il puoït comme charogne ».

D'après Hébra, cette infirmité tient plutôt à l'abondance de la sécrétion sudorale qu'à la réelle altération des produits sécrétés. « Car, dit-il, l'odeur exhalée dans ces cas diffère plus par son intensité que par sa qualité. » Mais il est avéré, aujourd'hui, qu'elle est due aux acides gras caproïque et caprinique, dont la décomposition est favorisée par les chaussures et par l'adhésion des orteils entre eux. Chevreul a démontré que les principes de l'enduit sébacé sont les origines de ces acides, qui se produisent en présence de la sueur. George Thin, de la Société royale de Londres, a cru devoir faire intervenir, ici, l'action pathogénique d'un microbe particulier, le *bacterium fœtidum* : mais la présence de ce microbe est loin d'être constante ; est-elle seulement démontrée ?

Quoi qu'il en soit, la podobromidrose est fréquente, et souvent héréditaire. En France, elle est un cas d'exemption du service militaire actif. Il n'en est pas ainsi en Allemagne, où elle est si fréquente que l'on a été obligé de prescrire aux troupes l'usage d'une poudre réglementaire désodorante, composée de talc, tannin et acide salicylique.

La transpiration plantaire fétide a été justement comparée à l'odeur du *gruyère rance* : elle semble plus fréquente chez les roux et chez les châtains et diminue, parfois, avec l'âge, en dehors de tout traitement. Touvry (1736) a observé que la puanteur des pieds disparaît chez les goutteux, à l'approche de leurs accès.

Les sueurs inguino-vulvaire et inguino-scrotale possèdent une odeur aromatique particulière, qui rappelle très nettement l'odeur génitale spécifique *utriusque sexûs*, mais avec une plus grande fétidité.

La sueur de l'aisselle doit son parfum *sui*

generis aux valérates, et surtout aux caproates alcalins (Ch. Robin, *Humeurs*, p. 625) ainsi qu'à certains acides libres, volatils et odorants : « Car, dit Robin, il n'y a pas d'odeur qui, dans l'économie, soit due absolument à un seul principe immédiat. Il y a toujours un mélange de ceux-ci ; et lorsqu'une odeur se rapproche de celle de quelque principe particulier (comme l'acide caproïque pour la sueur axillaire), elle n'est jamais franchement, tout à fait, celle du principe seul. »

La sueur axillaire revêt aisément l'odeur du bouc chez les gens malpropres. Les anciens en faisaient le sujet de fréquentes épigrammes :

> « Valle sub alarum trux habitare caper. »
>
> Catulle.
>
> « ... Lœdunt nares virque paterque gregis. »
>
> Ovide.
>
> « ... Gravis hirsutis cubat hircus in alis, »
>
> Horace.

J'ai observé que les chattes se roulent avec amour sur les dessous-de-bras très usagés et hors de service. C'est que l'odeur axillaire, surtout féminine, présente une certaine analogie avec celle des urines valérianées de la race féline, si excitantes pour la femelle.

« La puanteur des aisselles vient, parce que le lieu est concave, non perspirable, qui faict que les sueurs ne s'exhalent et ne perspirent : et partant acquièrent pourriture, et mauvaise odeur de bouquin ou d'espaule de mouton. » (*Amb. Paré.* — Lib. XXI, ch. 39). Explication très juste, croyons-nous.

L'hypérhidrose axillaire est fréquente. Elle se produit notamment lorsque le corps est à nu (*Aubert*, de Lyon) et, chez la femme, aux époques menstruelles : alors, elle répand fréquemment une odeur aromatique acidule ou chloroformée. Legendre affirme que les nourrissons sont parfois incommodés par les sueurs axillaires des nourrices rousses.

Pour ne rien omettre, mentionnons ici l'odeur du *smegma préputial*. Fade et aromatique à la fois, elle rappelle l'odeur de marée, d'écrevisse cuite. Lorsque le smegma est accumulé, il fermente facilement, et produit une odeur aigre et fétide, due à l'acide butyrique et surtout à l'acroléine, d'après Barallier (article *Crasse*, du Dict. de Jaccoud).

Les sueurs localisées, très étudiées en ces dernières années, et dont les causes résident presque toujours dans des troubles nerveux trophiques, sont ordinairement très odorantes. Cette odeur forte tient, croyons-nous, à la macération épidermique dans le liquide hyperhidrosique (la desquamation épithéliale étant, d'ailleurs, fréquente dans tous les états trophonévrotiques). Weir-Mitchell observait, du reste, que dans les lésions des nerfs, le territoire cutané correspondant exhale une senteur comparable à celle de l'eau croupie : il s'agit plutôt dans ces faits (croyons-nous), d'une dystrophie épithéliale, que de réelles altérations dans la sécrétion de la sueur.

Les *ingesta*, aliments et médicaments, éliminent volontiers par la peau leurs principes odorants, et viennent ainsi modifier l'odeur cutanée. C'est ainsi que l'ail, l'alcool, le café, les truffes, la valériane (Barallier), le musc, la térébenthine, le goudron, le soufre et les sulfures alcalins, les gommes-résines fétides, les éthers, l'angélique, l'acide benzoïque, l'iode et les iodures, le phosphore, etc., transmettent à la peau leur odeur propre, *plus ou moins modifiée* selon l'activité fonctionnelle du tégument externe et les idiosyncrasies spéciales. Le copahu communique souvent à la peau sa senteur dénonciatrice. Le sulfate de potasse, pris à l'intérieur, se réduit dans l'organisme, et donne à la sueur l'odeur hydrosulfurée. Le phosphure de zinc donne des sueurs alliacées, etc.

Dans l'alcoolisme aigu, la sueur offre souvent l'odeur aldéhydique, odeur des plus utiles au diagnostic, parce qu'elle différencie d'avec l'apoplexie la forme comateuse de l'ivresse. Reister a noté plusieurs fois dans la sueur l'odeur propylamique de conserves de sardines chez des personnes prenant de l'huile de foie de morue. J'ai noté, chez une dame qui prenait de la liqueur de Fowler, l'apparition de sueurs axillaires très fétides, qui disparurent peu après la cessation du traitement arsenical, réclamée énergiquement par la malade. Les préparations cacodyliques prises par la bouche donnent lieu parfois à des sueurs rappelant l'oignon décomposé.

La peau, frottée avec une solution de permanganate de potasse à 2 p. 1000 (antisepsie des mains) prend une odeur de chien mouillé, qui disparaît par l'eau acidulée avec l'acide chlorhydrique. Cette observation nous conduit aux odeurs professionnelles de la peau, assez utiles en médecine judiciaire, pour être signalées ici. Les vidangeurs, tanneurs, bouchers, charcutiers, fondeurs de suif, etc., etc., exhalent par la peau une odeur *sui generis*. Les nourrisseurs, palefreniers, sentent l'écurie et le purin. Le paysan du Midi sent l'ail et l'oignon par la peau. Chez les ouvriers en phosphore, on a décrit des faits où la peau des malades était, dans l'obscurité, environnée d'une vapeur lumineuse alliacée à l'odorat.

Chaque profession a son odeur. C'est dans ce sens que le fameux Vidocq a écrit : « Mettez-moi dans une foule : j'y reconnaîtrai, entre mille, un galérien, rien que par l'odorat. » Il ne faut pas croire que ces odeurs professionnelles soient indissolublement liées à la malpropreté. Chomel a observé, six semaines, dans son service, un palefrenier malade de pneumonie, dont les sueurs conservèrent, durant tout ce laps de temps, l'odeur manifeste de l'écurie...

En hiver, la foule des faubourgs et des banlieues exhale, à l'assommoir comme au bal musette, une âcre et fade odeur de hanneton, que Georges Eckoud, l'auteur des *Communions* et du *Cycle patibulaire*, a très consciencieusement notée, dit le *Journal des Goncourt :* « L'odeur du hanneton est reconnue, à la préfecture, pour être l'odeur spéciale du vagabond, de l'homme qui couche sous les ponts; l'odeur du forçat et du prisonnier. »

Baudelaire, qui possédait une miraculeuse acuité des sens, disait aussi, avec beaucoup de raison, que chaque ville possède son odeur spéciale. J'ajouterai que la concordance des odeurs forme, dans chaque localité, une sorte de *paysage*, qui imprègne durablement notre mémoire olfactive.

L'odorat, réactif vivant, décèle, par impression nauséabonde (odeur *de fièvre*), le miasme nosocomial, méphitisme particulier indiquant la nécessité de la ventilation, dans ce véritable *climat pathologique* (Rilliet et Barthez), qu'est l'atmosphère d'hôpital.

A vrai dire, l'odeur nosocomiale (sur laquelle H. Sainte-Claire-Deville a fait, en 1870, à l'Académie des sciences, une courte observation), est essentiellement variable, puisqu'elle est surtout le produit additionnel des odeurs cutanées ; les salles de femmes et d'enfants sentent l'acide butyrique, tandis que les salles d'hommes ont une odeur alcaline, ammoniacale. Les asiles, les prisons, les écoles, les casernes, les églises présentent aussi leur atmosphère complexe et spéciale, due à la peau, à l'haleine et à d'autres causes encore. L'odorat est, comme le disait Buffon, un œil qui voit les choses non seulement où elles sont, mais partout où elles ont été : quand on pénètre dans une salle d'école au moment de la fermeture des classes, si bien installée que soit la salle, on est frappé de son odeur *sui generis*, odeur qui échappe à toute définition, mais affecte péniblement l'odorat. D'après O. du Mesnil, c'est au défaut de propreté corporelle des enfants qu'il faut attribuer la cause principale de ces émanations qui vicient l'atmosphère et impliquent la nécessité absolue des bains scolaires. En effet, si, à l'improviste, au milieu de la nuit, on entre dans un workhouse de Londres ou un asile de nuit de Paris, dont pourtant tous les lits sont occupés, on n'y perçoit que pas ou peu d'odeur. Cette différence est due à ce que chaque pensionnaire n'est admis à coucher qu'après avoir pris un bain-douche, où il se nettoie complètement.

L'odeur caractéristique des salles d'anatomie imprègne si profondément la peau, que le savonnage, les bains prolongés, les bains d'étuves mêmes, sont parfois incapables d'en éliminer la fétidité. F. Lagrange [1] conseille, dans ces cas, un exercice énergique, provocateur d'une *sueur active*, pour faire sortir, pour ainsi dire, du sang et de la chair, les composés chimiques, fétides et putrides, qui les pénètrent.

*
* *

Les sécrétions cutanées voient leur odeur normale se modifier dans certains états morbides. Dans la goutte, elles prennent une odeur spéciale, comparée par Sydenham à celle du petit-lait, par Bordeu et Fleury à l'odeur hircine.

1. *De l'Exercice*, Alcan, 1891, p. 67.

L'odeur cutanée est musquée dans l'ictère (Boerhaave); vinaigrée dans le carreau (Winslow); mielleuse dans la syphilis (Cullerier); urineuse dans les maladies urinaires (cystite); de bière aigre dans la scrofule (*Stark, in* Hebra); de pain chaud dans la fièvre intermittente (Heim). Dans le diabète, lorsqu'il y a des sueurs, elles sentent le foin (Latham) ou plutôt l'acétone (Picot) : pour Bouchardat, l'odeur est intermédiaire entre celles d'aldéhyde et d'acétone, parce qu'elle est due au mélange, en proportion variable, de ces deux corps.

Dans le choléra, Drasch, Porker ont constaté une odeur ammoniacale de la peau : ils l'attribuent à la sécrétion sébacée, chargée de l'élimination des produits uriques, dans cette maladie.

Chez les nouvelles accouchées, et dans la fièvre dite *de lait*, les sueurs, surtout nocturnes, exhalent des vapeurs acides. Dans la période d'invasion de la peste, la peau, disait Diemerbroëck, revêt une senteur particulièrement douce. Chose étrange, Dòppner, à Vetlianka, confirma cette ancienne observation, en disant *que tous les malades* répandaient une odeur spéciale, comparable à celle du miel (*The Lancet*, 1 feb. 1879). Nous n'avons rien vu noter de semblable pour les récentes épidémies de Bombay et autres lieux.

Dans l'état fébrile, le tégument externe développe une odeur bien connue, celle de *moiteur*, que nous ne prétendons pas essayer de définir. Dans les fièvres infectieuses, l'odeur devient putride, ainsi que dans les maladies virulentes (rage, morve, pustule maligne). (Virgile, GEORG. c. III) décrit ainsi la sueur dans le charbon :

« ... Immundus *olentia* sudor
« Membra sequebatur... »

C'est observé, vécu, senti.

Comme conséquence de l'ectasie gastrique, Bouchard signale des sueurs abondantes, à odeur de pain aigre.

Généralement, toutes les sueurs (on peut le dire) indiquent le mauvais état de la nutrition. Dans ce cas, les produits toxiques, acide butyrique et autres, sont en quantité assez considérable pour s'éliminer par la peau et donner lieu à la fétidité. Il faut, pour la supprimer, cesser les aliments fermentescibles, éviter le vin, désinfecter l'intestin à l'aide du naphtol, etc...

Dans les affections chroniques des voies urinaires, la sueur possède souvent une odeur urineuse. Il en est de même dans l'anurie et surtout dans l'anurie hystérique prolongée. On sait, en effet, que, dans une certaine mesure, la sécrétion sudorale peut éliminer les mêmes principes que l'excrétion urinaire. (Weber).

Tous ceux qui ont eu affaire à des malades atteints d'*incontinence* ou *d'infiltration d'urine*, savent jusqu'à quel point est pénible, pour le malade et son entourage, l'odeur ammoniacale que répand le patient. Brassert a trouvé que, pour faire disparaître cette odeur, il suffit de faire prendre aux malades, dans un peu de lait ou d'eau, 10 gouttes d'essence rectifiée de térébenthine, trois fois par jour. Non seulement l'odeur ammoniacale disparaît en très peu de temps, mais elle est remplacée par une odeur de violette. Les contre-indications de ce traitement sont : l'ulcère de l'estomac, le catarrhe gastrique, la néphrite et l'intolérance pour la térébenthine.

Observons ici que le succès de l'essence de térébenthine à l'intérieur s'explique plutôt par la désinfection de la sécrétion urinaire (voir chapitre VI) que par l'élimination cutanée ; mais nous avons cru devoir noter, en passant, ce petit point de pratique usuelle.

Tous les médecins connaissent l'odeur spéciale qui s'exhale d'un milieu où sont réunis plusieurs malades atteints de tuberculose confirmée. Ferran (de Barcelone), dans une communication récente, vient de nous montrer, d'une part, que cette odeur est produite par une forme saprophytique du bacille de Koch, et, d'autre part, que l'on peut se servir de cette caractéristique pour diagnostiquer la tuberculose dans les crachats les moins riches en bacilles tuberculeux. Cette découverte, si elle est confirmée, a donc une grande importance. Nous reviendrons sur le procédé diagnostique de M. Ferran, dans notre prochain chapitre, à l'occasion de l'odeur des crachats.

M. Stapfer a insisté sur la ténacité des odeurs puerpérales sur la peau et sur les vêtements des médecins et des gardes. Pour notre éminent accoucheur, cette ténacité dépend du degré d'imprégnation de la peau. Les liquides en contact avec les mains pénètrent, à la longue, non seulement dans les replis épidermiques, mais encore dans les glandes. Ils en sortent lentement, au fur et à mesure que la perspiration cutanée se rétablit. En voulez-vous la preuve? « Prenez, dit Stapfer, un antiseptique sans odeur, — et, à mon avis, on ne doit employer que ceux-là, — une solution de bichlorure ou de biiodure de mercure, par exemple. Baignez-y vos mains pendant dix minutes, un quart d'heure, ou lavez-les, à diverses reprises, en les savonnant. Essuyez et séchez vos mains, puis flairez-les. Elles ont l'odeur de propreté, et c'est tout. Laissez alors à la perspiration cutanée le temps de s'établir, et vos mains prendront une odeur spéciale, dite *métallique*. Je pourrais donner d'autres preuves empruntées à des faits bien connus. Qui ne sait à quel point l'odeur des amphithéâtres et des salles d'autopsie s'attache à ceux qui y séjournent? Les odeurs sont d'une ténacité parfois désespérante. Quand les mains seules ont été en contact avec un liquide puant, on croit se débarrasser par des lavages, et on se débarrasse en apparence, mais pour peu de temps; bientôt l'odeur revient et vous poursuit. On se lave de nouveau, elle disparaît encore, puis revient. Or, le moment où elle revient est celui où la perspiration cutanée, cette insensible exsudation des glandes, se rétablit.

« Comment remédier à la ténacité des germes? En évitant leur contact prolongé et en prolongeant, au contraire, le contact des antiseptiques. Il faut en saturer le derme, les faire pénétrer dans les pores de la peau. Pour éviter le contact prolongé des matières septiques, on doit avoir près de soi une cuvette remplie de solution mercurielle forte et rincer la main dès qu'elle est souillée.

« Pour prolonger le contact des antiseptiques et les faire pénétrer dans les pores de la peau, il faut submerger les mains, pendant un quart d'heure ou vingt minutes dans un bain mercuriel, après brossage et savonnage. *A la rigueur* cela pourrait suffire, mais il vaut mieux laisser à la perspiration cutanée le temps de s'établir, la faciliter en y entretenant une chaleur continue, douce, pénétrante, avant de prendre un nouveau bain. »

Cette opinion de Stapfer coïncide (on le voit) avec celle de Lagrange sur les salles d'anatomie : il faut *suer* l'odeur, en quelque sorte, pour s'en débarrasser !

Les constipés qui souffrent de fermentations intestinales exhalent, d'ordinaire, une mauvaise odeur de la peau.

Chez les hystériques, la rétention des matières, produite par la paralysie intestinale (dont la durée peut être très longue et qui parfois résiste à tous les purgatifs) donne à la sueur une odeur fécale souvent très prononcée. Le même phénomène a été observé dans toutes les formes d'occlusion intestinale (Weber).

Chez les enurésiques, une odeur urineuse ou de souris, « pénétrante et que rien n'empêche », a souvent servi aux médecins militaires pour déceler l'imitation de l'incontinence (Boisseau). Cette odeur, ainsi que, chez les constipés, l'odeur fécaloïde de la peau, est maintes fois perçue par les sujets et je l'ai vue contribuer à l'hypocondrie, qui toujours guette ces sortes de malades.

Dans le *typhus*, Leloir, décrivant la dernière

épidémie de Lille, croit pouvoir ajouter à la symptomatologie classique une odeur spéciale de la peau, qui, dit-il, « permettrait aux Sœurs mêmes de l'hôpital de faire le diagnostic ».

Dans la dysenterie, la sueur revêt l'odeur des déjections anales : « En entrant dans une salle de dysentériques, on est frappé d'une odeur toute particulière, et qui ne ressemble à aucune autre ». (Masselon et Follet. — *Arch. méd.* — Juin 1843).

Dans la fièvre typhoïde, l'odeur cutanée est remarquable. C'est une odeur de sang, disait Béhier. Indépendante des excrétions, cette odeur cutanée, écrivait audacieusement Fréd. Bérard, attire les mouches *sur un cadavre encore vivant*. Pour peu qu'elle soit marquée, elle annonce effectivement une mort prochaine : une sueur avec odeur cadavéreuse précède la mort, dit Boerhaave (aphor. 728 de l'*éd. princeps*). Le Dr Althaus rapporte que Skoda ne s'y trompait guère, et Crompton (de Birmingham) insistait aussi sur ce symptôme clinique important. La puanteur agonique diffère, du reste, absolument, de l'odeur de la mort, qui, de l'aveu de tous, est particulière et diffère elle-même complètement de l'odeur putride.

C'est à tort que les livres classiques se plaisent à comparer à l'odeur de souris l'odeur de la peau dans la dothiénentérie. C'est bien l'*odeur de sang* de Béhier. Quant à celle de souris, c'est dans le typhus qu'on la constate plutôt. C'est donc une erreur de dire, avec Hjaltelin, qu'il y a identité d'odeur, et une absurdité de conclure (d'après cette prétendue identité) à l'analogie des deux fièvres.

L'odeur putride, avec nuances variables, est aussi manifeste dans la pyosepticémie, le scorbut, la fièvre rémittente bilieuse, la cachexie aqueuse ou chlorose d'Egypte de Griesinger. La connaissance, toute moderne, des altérations sécrétoires de la peau dans ces maladies, explique le symptôme. Quant à l'odeur ammoniacale, signalée dans les affections cérébrales (Requin, Charcot, etc.), nous pensons, avec Lallemand, qu'elle provient de la miction qui, chez ces malades, s'opère souvent par regorgement et d'une manière incessante.

De Mersemann, dans sa magistrale description de la *Famine des Flandres*, a peint l'odeur de la peau dans l'inanition, et les troubles profonds de la nutrition épidermoïdale, déterminés par la fièvre de famine. Il insiste sur la putréfaction sur place de ces résidus épithéliaux formant « une croûte noirâtre d'une fétidité horrible, qui imprégnait pour longtemps la main qui la touchait, d'une odeur repoussante... L'infection que répandait le corps de ces exténués par la disette était telle, que ceux qui leur portaient des secours étaient obligés de laisser ouvertes les portes et lucarnes, avant de pénétrer dans leurs demeures ».

Dans le rhumatisme articulaire aigu, l'acidité de la sueur s'accroît, en même temps que son abondance, surtout au niveau des articles engorgés. Son odeur devient manifestement aigrelette et pénétrante. A quoi tient cette modification odorante ? A l'acide lactique, disent Williams, Simon et d'autres. Mais ces auteurs ignorent-ils que l'acide lactique n'a pas d'odeur ?

L'odeur tient, ici comme toujours, à des acides de la série grasse : acétique (Schottin) et formique (Donders), soit que ces acides existent dans la sécrétion sudorale des rhumatisants, soit qu'ils représentent le produit de la transformation des sécrétions cutanées dans leur ensemble. En tout cas, c'est bien légèrement qu'Ernest Besnier (art. *Rhumatisme*, in D. Dechambre) prétend que l'odeur cutanée n'a rien de spécifique et n'est que « la résultante de l'abondance des sueurs, de la rétention et de la décomposition de leurs éléments solides (matière sébacée, épiderme macéré), favorisée par l'hyperthermie, l'immobilité et l'imprégnation de linges longtemps conservés ». Non : l'odeur de la sueur rhumatismale est nettement acéto-formique. L'abondance des sueurs des phtisiques donne-t-elle jamais l'odeur des sueurs rhumatismales? Et cette dernière odeur rappelle-t-elle, en quoi que ce soit, l'épiderme macéré? Quant à l'immobilité dans des linges peu renouvelés, elle ne saurait aucunement créer cette senteur *sui generis*, facile à constater même à son *maximum*, malgré les changements de draps et de matelas, et les soins de propreté les plus minutieux.

Dans la suette miliaire, l'odeur sudorale, aigre et nauséeuse à la fois, a été comparée, par les écrivains épidémiologistes, à celles du vinaigre, de l'huile rance, de la moisissure, etc. — Pujol (*Œuvres*, III, p. 284) lui prête l'odeur urineuse. La comparaison la plus vraie est celle que Lepecq de la Closture emprunte à la *paille pourrie*. Dans un des cas de suette observé par nous, en Franche-Comté, le malade se plaignait « d'être, comme Job, sur son fumier », et de s'y infecter lui-même. Cette sueur altérée fermente facilement, ce qui a pu faire dire à Stoll, dans l'un de ses aphorismes : « La sueur de la miliaire sent bientôt le vinaigre vappide ».

Cela nous amène à dire, ici, quelques mots de l'odeur cutanée dans les exanthèmes fébriles. Hébra rapporte que Heim (de Berlin) a soutenu que chaque exanthème avait une odeur particulière, reconnaissable pour le médecin exercé. Dans la rougeole, l'odeur rappellerait les plumes d'oie nouvellement arrachées ; dans la scarlatine, le pain nouvellement cuit ; dans la petite vérole, la bête fauve, la ménagerie. « Ces odeurs, ajoute Hébra, ne sauraient être caractéristiques, parce qu'elles ne sont pas assez tranchées. » Ce n'est pas là un reproche fondé. Heim aurait dû se rappeler que tout ce qui est exagéré est insignifiant ; en bannissant les comparaisons pittoresques et les exagérations, on peut trouver, toutefois, dans les exanthèmes fébriles, des différences d'odeur peu marquées, mais appréciables. Il est certain, par exemple, que la peau du varioleux, en pleine période suppurative, répand une odeur tout autre que celle du rubéolique. Dans l'érysipèle, j'ai constaté, parfois, comme une odeur de colle de pâte moisie.

Les dermatoses, quelles qu'elles soient, lorsqu'elles sont situées au pourtour des organes génitaux, de l'anus, des orteils, de l'aisselle, etc..., exhalent, exagérée et fétidifiée, l'odeur particulière que possèdent ces régions du corps.

Les croûtes scrofuleuses, les dermatoses lymphatiques, eczéma impétigineux, gourmes, etc., possèdent l'odeur acide faible ou de moisi : *rancedinem aciditati mixtam*, ainsi que l'exprime très justement Lorry. L'acné sébacée fluente et croûteuse exhale une odeur nauséeuse, rance, *sui generis*.

Les sujets atteints de séborrhée répandent, dit Balzer, une odeur butyreuse de la peau, due aux exhalaisons d'acides gras. Le *molluscum contagiosum* répand une odeur nauséabonde de graisse rance (Lutz, Em. Vidal) due à l'abondance de la matière sébacée sécrétée.

Les *kystes dermoïdes* de la région mammaire contiennent une masse sébacée grisâtre d'odeur fade, aigrelette et nauséeuse (Fauquet, *Th. de Bordeaux*, 1901).

L'*eczéma pilare*, probablement à cause de la rétention des produits épanchés, a une fétidité repoussante. Le *rupia* n'est pas seulement hideux (ῥύπος) par ses croûtes et son pus, mais aussi par son odeur fétide, important caractère de cette syphilo-dermite. Le pemphigus rend une sérosité normalement d'odeur fadasse. Si cette odeur devient gangreneuse, elle annonce toujours la forme maligne et septicémique de fièvre pemphigoïde (voy. *Bazin*, et surtout *Guibout*. Mal. de peau, 1876, p. 428).

Les odeurs de l'impétigo, du rupia, etc., sont dues, on le comprend, à la décomposition du muco-pus de ces dermatoses, et à la macération des exfoliations croûteuses dans les liquides pustulo-bulleux altérés. Nous reviendrons, du reste, sur l'origine de ces odeurs, dans le chapitre consacré au *pus*.

Les *cheveux* possèdent une odeur normale particulière et mal définissable. Cette odeur varie avec la race, et l'on sait qu'elle est musquée chez les Chinois, indépendamment de tout cosmétique : l'odeur musquée persiste même après lavage avec la potasse, dit *Galippe* (Soc. de biologie, 25 janvier 1879).

Le cheveu tombé perd son odeur. Les coiffeurs reconnaissent parfaitement bien, à la simple odeur d'une natte, si les cheveux ont été coupés sur le vivant ou si la natte est composée de cheveux tombés.

Dans l'hystérie, et surtout dans l'hystéro-épilepsie, les cheveux prennent, au moment des crises, une odeur spéciale, toujours la même, qui rappelle l'odeur de l'ozone, celle de la machine électrique fonctionnant par un temps sec.

Dans le *favus*, l'odeur du cuir chevelu a une grande valeur diagnostique, signalée par tous les dermatologistes. Nauséabonde et fétide, elle a été comparée à celle d'une couvée

de souris (Hardy), à l'urine de chat (Biett), à l'odeur de marécage (Alibert). Elle augmente avec l'ancienneté du mal, et elle s'atténue, *sans toutefois disparaître*, par le traitement et par les soins de propreté. Voilà une de ces odeurs qui permettent au nez exercé de *flairer*, sans erreur, la teigne faveuse. Elle est vraiment caractéristique de cette affection, et Lailler, dans ses *Leçons sur les teignes*, dit qu'il suffit de l'avoir constatée une fois pour la reconnaître facilement.

L'odeur faveuse est parfaitement distincte de celles que répandent les pseudo-teignes, et notamment la teigne granuleuse d'Alibert, simple impétigo du cuir chevelu, souvent odorant, mais dont la senteur mordante et diffusible se rapproche étrangement de celle du lait tourné et point du tout de celle de souris.

Gillot, d'Autun, croit voir, dans l'odeur faveuse, une preuve de l'origine *musine* de la teigne, le cryptogame conservant, dit-il, l'odeur acquise de l'espèce animale préférée...

L'eczéma impétiginoïde du cuir chevelu (*plique polonaise* des anciens auteurs) exhale une odeur comparable à celle de la valériane ou de l'urine de chat.

*
* *

Déductions thérapeutiques.

Pour lutter contre la mauvaise odeur de la peau, on a recours aux antiseptiques, particulièrement à ceux d'odeur agréable. Mais il faut se garder d'employer les compositions de la parfumerie industrielle : presque toutes sont, plus ou moins, additionnées d'ambre gris, de musc, de civette, qui auraient la fâcheuse propriété de développer encore la fétidité cutanée et de lui donner, pour ainsi dire, des ailes. Il faut, d'une part, choisir des essences ou alcoolats non irritants pour la peau et capables d'effectuer, d'autre part, une *neutralisation* antiseptique plutôt que la substitution d'une bonne odeur à une mauvaise. Les térébenthines, les camphres, les essences des labiées, des ombellifères, les fumées des résines et des baumes, les préparations d'eucalyptol, de géranium, de wintergreen, les benzols, les essences de cannelle, de girofle, de santal et de verveine, peuvent être utilisés avec avantages pour la désinfection de la peau. On peut relire, à cet égard, ce que j'ai dit des parfums, dans mes *Prolégomènes*.

En fait de traitement interne capable de modérer la bromidrose cutanée, voici des cachets qui m'ont toujours donné, dans ma pratique, les meilleurs résultats :

℞	Acidé camphorique. . . . . . , . .	0,50
	Salol.	0.10
	Phosphate trib. de chaux	0,40

M. pour un cachet.

Quatre cachets par jour.

Les bains boriqués (à 500 gr.), ceux de sublimé (à 1 gr. dissous dans 60 gr. de vinaigre antiseptique), les massages avec une pommade au benjoin et aux essences d'amandes amères, donnent aussi d'excellents résultats, pour le moins des succès temporaires. Je recommande aussi les bains savonneux additionnés de thymol ou d'huile d'aspic.

La puanteur de la peau étant fréquente chez les gros mangeurs arthritiques, il faut restreindre, dans certains cas, l'alimentation carnée et combattre, à la fois, le ralentissement nutritif, qui s'oppose à la combustion des graisses et des acides gras volatils. Les cures d'air et les cures d'eaux, les frictions, massages, électrisations, concourent puissamment à ce but thérapeutique. La tisane de racine d'artichaut (1 litre par jour) représente aussi un bon traitement empirique.

Contre la sueur des pieds, voici un certain nombre de moyens qui réussissent plus ou moins. On poudre les pieds et les chaussettes avec un mélange porphyrisé d'acides tartrique et borique et de salicylate de soude à parties égales. Le sujet doit prendre des bains fréquents et faire des lotions locales avec le mélange :

℞	Alcool camphré	500 gr.
	Hydrate de chloral	25 —
	Essence de lavande	5 —
	M.	

On recommande l'usage de bottines de tissu préférablement aux chaussures en cuir, qui restreignent les évaporations et enferment le loup dans la bergerie.

Voici une formule de poudre très efficace lorsque l'épiderme est macéré par la sueur :

℞	Tannin	ââ 60 gr.
	Soufre	
	Talc	
	Acide salicylique	20 gr.
	Alumnol	10 —
	Naphtol α	5 —
	M. *porphyr.*	

Les badigeonnages interdigitaux avec l'acide chromique à 5 p. 100 ou le perchlorure de fer liquide étendu de glycérine ; les bains de pieds avec 10 p. 100 d'acide chlorhydrique pris dans un seau en bois (avec changement de bas à chaque bain) ; les lotions avec le per-

6

manganate de potasse au centième réussissent également dans bien des cas.

Richter conseille de traiter les chaussures, en y versant des solutions de formaline ou des solutions phéniquées. Je recommande aussi de traiter les varices, qui m'ont semblé prédisposer fréquemment à la bromidrose des pieds.

Contre les sueurs fétides inguinales, je conseille surtout les badigeonnages, deux ou trois fois par semaine avec le mélange suivant :

℞	Glycérine pure	60 gr.
	Acétate de plomb crist.	25 —
	Oxyde rouge de mercure	5 —
	M.	

Agitez avant l'usage.

Contre les sueurs du corps et principalement des aisselles et du buste, qu'exhalent certaines femmes rousses, je recommande la poudre de riz composée suivante :

℞		
℞	Poudre d'amidon	ãã 50 gr.
	— de magnésie	
	Tannoforme	25 gr.
	Benzoate de bismuth	15 —
	Essence de bergamote	q. s.
	M.	

Je conseille aussi les lotions avec la liqueur de Labarraque à 1 ou 2 p. 1000, additionnées d'eau de Cologne ou de lavande.

Une dernière préparation, due à Tshappe, paraît bien réussir dans les sueurs fétides. Elle s'emploie en lotions faites matin et soir, et se formule :

℞		
℞	Sulfate de zinc	ãã 5 gr.
	Sulfate de fer	
	Sulfate de cuivre	2 gr.
	Naphtol	1,5
	Essence de thym	3,5
	Acide hypophosphoreux	7,5
	Eau distillée	2 litres.
	M. S. A.	

On interdira les vêtements et chaussures imperméables, les sous-bras en caoutchouc, etc., qui augmentent la bromidrose. Lorsque la transpiration est très ammoniacale, je conseille les applications de sulfate de chaux déshydraté et porphyrisé ; ce sel fixe les sels volatils alcalins et annihile la féteur cutanée.

*
* *

Dans les diverses maladies du cuir chevelu, la plupart des traitements font disparaître les odeurs anormales, sans viser directement ce symptôme assez accessoire. En nettoyant tous les cinq jours la chevelure avec le savon au panama et au naphtol; en n'usant que des corps gras tirés du règne minéral et incapables de rancir; en restreignant les sécrétions sébacées, ainsi que l'hyperhidrose du cuir chevelu; en n'employant jamais aucune teinture, on évitera la mauvaise odeur de la tête. Je renvoie, pour les détails, à mes livres l'*Hygiène et le traitement de la peau* et l'*Hygiène de la beauté*, me bornant à donner, ici, une formule contre la séborrhée et une contre le favus :

Séborrhée (Monin).

℞ Eau de roses . . . . 500 gr.
Hydrate de chloral . . . . 30 —
Bichlorure d'hydrargyre 1,25
Teinture éthérée de cannelle Ceylan . . . . 50 gr.

M. (Agitez). Applications soir et matin.

Favus (Monin).

Lanoline camphrée . . . . 60 gr.
Vaseline boriquée. . . . . 80 —
Acide pyroligneux . . . . 15 —
Salicylate de méthyle . . . . . . 10 —
Résorcine . . . . 8 —

M. (Onctions trois fois par jour, après épilation).

CHAPITRE II

L'ODEUR DE L'HALEINE

L'haleine normale est dépourvue d'odeur : mais le *fœtor ex ore* est un symptôme fréquent et commun à bien des états morbides.

L'haleine est l'air expiré, soit par la bouche, soit par le nez. Or, en passant par les fosses nasales, l'air expiré peut subir certaines modifications odorantes. Il importe donc au clinicien qui veut asseoir sérieusement son diagnostic, de distinguer toujours avec netteté l'haleine buccale de l'haleine nasale. Jusqu'à l'isthme du gosier, l'air expiré aura son odeur modifiée par les fièvres, nosohémies, intoxications, maladies des appareils respiratoire digestif, urinaire, etc. Passé l'isthme du gosier, l'haleine ne sera plus modifiée, dans sa senteur, que par les maladies de l'appareil buccal et de ses annexes, ou par les altérations de cet organe, si compliqué anatomiquement, qui sert à la fonction olfactive.

Pour faire le diagnostic originel, il faut donc faire respirer le sujet, alternativement, la bouche ouverte et les narines fermées, la bouche fermée et les narines ouvertes. Lorsque la fétidité dépend d'une cause stomacale, elle est indépendante des mouvements respiratoires et s'exalte à l'occasion des éructations qui laissent échapper des gaz putrides, corrupteurs de l'haleine; il faut naturellement que s'ouvre le *cardia*, pour l'échappement de ces gaz de fermentations.

De toute antiquité, l'odeur de l'haleine a été observée. Il en est question fréquemment, dans les poètes latins, surtout dans les ironistes :

« Exhalas acidos ex pectore ructus »

(LUCILIUS).

« Faucibus exsuperat gravis habitus; inspice, sodes, »
(Perse).

dit un malade à son médecin.

« Gutture sulfureas lente exhalante mephitas »
(Idem.)

Ovide décrit l'odeur de l'haleine chez les pestiférés :

« Ora patent, auræque graves captantur hiatu. »

Dans un ouvrage arabe datant de quinze cents ans (*Histoire du roi Eliskander*) je trouve une curieuse consultation de vingt médecins, réunis pour guérir la favorite Nahil, atteinte d'une odeur si mauvaise de la bouche « qu'elle dominait le doux parfum du camphre » :

« Darab rendit les honneurs aux savants et leur dit : « Qui de vous sait guérir les mauvaises odeurs qui sortent de la bouche ? — O Roi, répondirent-ils, il convient d'abord de savoir si cette odeur provient de la bouche, ou de l'estomac. Si elle provient de la bouche elle peut être promptement guérie ; si elle provient de l'estomac, la guérison se fera lentement et péniblement; pour savoir quelle en est l'origine, qu'on place une feuille de papier sur la bouche du malade et qu'on nous remette ce papier, nous verrons alors si l'odeur vient de la bouche ou de l'estomac, » etc...

*
* *

Nous étudierons d'abord, l'haleine *nasale*, la plus simple pour l'étude, pour finir par la plus complexe, l'haleine *buccale*.

1° L'HALEINE NASALE

Dans le *coryza aigu*, l'air expiré par le nez revêt une odeur fade, mais pénétrante, que je crois devoir attribuer à des particules d'ammoniaque, Donders ayant péremptoirement démontré la présence d'$Az\ H^3\ Cl$, dans la sécrétion muqueuse de la pituitaire enflammée.

Le coryza chronique s'accompagne volontiers d'*ozène*, cette infirmité justement surnommée « la vraie croix du malade et du médecin ».

Quand la fétidité tient à une suppuration osseuse, l'odeur est d'autant plus marquée, que la lésion est plus étendue et la stagnation du pus dans les ulcérations des cornets et des sinus plus complète. Les anciens, qui attribuaient la punaisie à l'écrasement du nez, avaient, toutefois, remarqué que, s'il est des camards punais, il en est beaucoup qui ne le sont pas : c'est que l'écrasement du nez est ici bien plus souvent l'effet que la cause. Cependant, il faut observer que les nez écrasés sont souvent l'apanage des strumeux : or, la scrofule est une cause d'ozène que l'on peut discuter, mais non pas contester.

Les alternatives incessantes de la fonction respiratoire hâtent singulièrement la putréfaction des produits exhalés : Schuermans (*Soc. méd. de Bruxelles*, 6 mai 1878) attribue même un grand rôle dans ce sens, à la vapeur d'eau exhalée par les poumons.

En dehors de toute altération osseuse, les rhinites chroniques, l'eczéma des fosses nasales, le coryza morbilleux, sujet à s'éterniser, etc., sont aussi des causes d'ozène. Par quel processus anatomo-pathologique? Goffstein (*Breslau artz zeitg.* 1879, p. 7, 18), a souvent trouvé dans ses autopsies micrographiques de punais, la pituitaire atrophiée et ses glandules ayant subi la dégénérescence graisseuse : c'est à ces lésions qu'il lie les modifications sécrétoires odorantes. Masséi (de Naples) considère la punaisie comme une affection de nature parasitaire.

En 1884, Lœwenberg découvre, aux laboratoires de l'Institut Pasteur, le *micrococcus* de l'ozène, qu'il réussit à cultiver sur gélose. « Chose bizarre, écrit, en 1894, cet éminent observateur [1], *mon microbe donne dans presque tous les milieux de culture des produits odorants, et, fait bien inattendu, les odeurs qu'il dégage sont, dans la majorité, agréables.* Ainsi, sur les plaques de gélatine un peu vieilles, il exhale un parfum ressemblant à

1 *Annales de l'Institut Pasteur*, mai 1894.

celui des fleurs de sureau ou de celles du troëne (*Ligustrum vulgare*). Même chose pour les cultures sur gélose. En piqûres dans la gélatine, un peu vieilles, même odeur. Je n'ai pas trouvé de senteur appréciable aux cultures dans du bouillon peptonisé (sucré ou non). Sur pommes de terre, le microbe produit une odeur aromatique comparable à celle du sambayon (*sambaglione*, sorbet au vin blanc). Snr le sérum, il donne également une odeur aromatique, comme éthérée.

Les cultures du microbe donnent donc, avec les milieux ordinaires usités en bactériologie, des senteurs nettement caractérisées et agréables, tandis que, dans les fosses nasales des malheureux atteints d'ozène, il produit une des puanteurs les plus répugnantes. Ce n'est qu'en semant le microbe sur de la viande fraîche ou stérilisée par la chaleur que j'ai obtenu, en plaçant les tubes de culture à l'étuve, une odeur très désagréable. Pourtant elle ne rappelait pas l'ozène, mais ressemblait à l'odeur de la putréfaction, avec une légère addition de senteur ammoniacale. En culture anaérobie, le microbe donne également quelquefois une odeur désagréable, différente de celle de l'ozène [1]. » Quoi qu'il en soit, le microbe de Lœwenberg semble essentielle-

1 Abel a confirmé en partie cette découverte de Lœwenberg (*Centralblatt für bacteriologie*, vol. XIII).

Probablement, l'organisme spécifique n'a rien à faire avec la production de l'odeur caractéristique ; l'odeur donnée par les cultures justifie cette supposition. La sécrétion produite par la membrane muqueuse malade qui contient le parasite est un excellent milieu de culture pour divers saprophytes capables de décomposer les substances albuminoïdes et c'est à leur action qu'on doit attribuer l'odeur caractéristique. Cette opinion est celle d'Abel

D'autre part, Alamann et Hayek ont montré, dans l'ozène, divers bacilles ou *diplocoques*. Murano (de Naples) a décrit un *rhino-bacillus* spécial à l'ozène, dont les cultures, faites par Cornil, reproduiraient *constamment* la mauvaise odeur.

Volkmann dit que, dans l'ozène comme dans les vaginites fétides, l'épithélium, de cylindrique, devient constamment pavimenteux (*Congrès de Berlin*, 1889), et c'est pour lui une condition de pathogénie odorante dans ces états morbides.

Enfin, dernièrement, Perez (*Ann. Inst. Pasteur*) vient de décrire un bacille qu'il croit être la cause de l'ozène et, comme il a trouvé ce même bacille habituellement dans les narines du chien, il est disposé à incriminer cet animal pour la production de cette maladie chez l'homme. Les indications hygiéniques qui découlent de cette découverte sont très simples à formuler.

ment *pathogène* de l'ozène *vrai*, c'est-à-dire de l'ozène non symptomatique d'altérations osseuses ou autres. Lœwenberg qualifie ainsi l'odeur de l'ozène vrai :

« Datant généralement de l'enfance du sujet, l'odeur nasale ne le quitte pas durant toute sa vie, et imprime d'une façon permanente à son haleine une odeur fade et nauséabonde *sui generis*, pire que les émanations de la putréfaction même. Elle adhère jusqu'aux mouchoirs des malades, et j'ai cité, dans un premier travail sur l'ozène, l'observation d'une jeune fille du monde dont les blanchisseurs refusaient les mouchoirs, que la malheureuse se voyait obligée de brûler. »

Ajoutons que cette odeur est des plus diffusibles, séjourne et pénètre dans les locaux habités par les ozénateux et fait toujours le vide autour de ces malheureux. L'odeur est surtout marquée le matin, avant l'évacuation des croûtes nasales et des mucosités gélatineuses. Parfois, elle affecte des différences et intermittences mal applicables, mais parfaitement accusées par les malades, lorsqu'ils ont conscience de leur *cacosmie* (ce qui est, d'ailleurs, assez rare).

« Rien de plus terrible, dit Madeuf, que d'être obligé de converser avec une personne atteinte d'ozène, d'être contraint de respirer ces bouffées d'air empoisonnées, qui s'échappent à chaque expiration. Aussi, voit-on les personnes qui en sont malheureusement atteintes, devenir des êtres dont on redoute l'approche ; on a mal au cœur d'avance. Personne à l'école, dans les ateliers, les familles, ne veut se placer à côté d'elles : « Nana refusait cette place de l'atelier parce que la voisine trouillottait du goulot. » (ZOLA. *L'Assommoir*).

« On ne saurait croire aussi le rôle considérable que joue pour la bonne harmonie du ménage la pureté de l'haleine par le nez. Cela est d'autant plus important qu'au début l'entourage du malade ne s'en est pas aperçu. Nous avons dans notre clientèle deux cas de divorce manifestement dus à la répulsion que donne l'ozène. Il nous souvient aussi d'une belle jeune fille qui nous consultait pour l'anémie et qui éclata subitement en sanglots dès que nous lui eûmes expliqué l'influence des sécrétions nasales en putréfaction et le rôle néfaste de cette affection pour le mariage. Tout en pleurant, elle nous apprit que son fiancé avait rompu brusquement, sans explication. Elle venait de se rappeler un mouvement de recul instinctif qu'il avait eu, dès le premier baiser donné en présence de la famille, mouvement mis naïvement par elle sur le compte de l'émotion. Lorsque les voisins ne s'aperçoivent pas de l'odeur, cela tient à ce que la colonne d'air s'échappant des narines est presque verticale, tandis que l'expulsion par la bouche est horizontale. Une personne dont les sécrétions nasales répandent de l'odeur peut parfaitement ne pas être remarquée. Il n'en est pas de même dans l'intimité. »

L'ozène est plus fréquent, d'un tiers, chez la

femme : il coïncide souvent avec la plus parfaite santé, comme s'il ne dérivait que d'une imperfection de structure des fosses nasales, entraînant un écoulement défectueux des sécrétions. C'est surtout cette étiologie qui jette sur le pronostic une certaine défaveur ; car il faudrait guérir la malformation.

L'ozène est rarement unilatéral. Il retentit presque toujours sur la sphère psychique, entraîne la tristesse, la timidité, les préoccupations, aboutit fréquemment à la neurasthénie et à l'hypocondrie. C'est là ce qui donne une si grande importance au traitement, même palliatif, toujours bienfaisant s'il est convenablement dirigé et poursuivi avec persévérance.

La production de la *fœtor narium* s'explique facilement par la présence du mucus nasal, du pus et des produits inflammatoires divers, du sang et de l'ichor qui, tous ensemble, subissent la putréfaction. L'odeur spéciale à l'ozène a une force d'expansion exceptionnelle. Un seul punais suffit à infecter une vaste salle d'hôpital. On fuit ce malheureux comme une peste : il faut donc le plaindre et le soigner.

La fétidité de l'ozène est *spéciale*, grâce au milieu particulier où se développent les bactéries saprogènes et à la desquamation pathognomonique des cellules pavimenteuses. Mais l'ozène ne remplit pas tout le chapitre de l'odeur de l'haleine nasale : on observe la fétidité du nez dans une foule d'affections ulcéreuses des fosses nasales : nécroses, séquestres, tuberculose nasale, lèpre, rhinosclérome, polypes, tumeurs, corps étrangers. Il suffit que la rétention sécrétoire s'accompagne de fermentation putride ; la fétidité est, alors, le plus souvent *unilatérale*, au contraire de ce qui se perçoit dans la rhinite atrophique ozénateuse. Les lésions récentes du système ethmoïdal ne s'accompagnent pas de fétidité. La sphénoïdite chronique, la sinusite, au contraire, présentent, fréquemment, des sécrétions malodorantes.

Un calcul des fosses nasales, un corps étranger, etc., provoquent parfois le symptôme ozène et trompent ainsi le diagnostic. Pury (*Ab-méd.* 1847, p. 116), Mascarel (*G. des hôp.* 1851, p. [illegible]3), Kostlin (id. 1856, p. 99), Lemaître (*Soc. anat.* Déc. 1874), Tillaux (*Soc. Chir.* 26 Janv. 1876), Betz (*Monatsch f. Ohrenheilkunde*, 1878, n° 12), en ont rapporté, tour à tour, les plus curieuses observations.

Les rhinolithes, étudiés par Demarquay, West, Hartmann, ont été l'objet de plusieurs discussions à la Société française de laryngologie, notamment en 1890. MM. Noquet, Ruault, Moure, etc, ont constamment noté, dans ces cas, l'odeur d'ozène : il faut donc se méfier de l'erreur diagnostique.

En dehors de l'ozène vrai, la cause de beaucoup la plus fréquente de dysodie réside dans l'altération osseuse. Amb. Paré ne l'ignorait pas, lui qui s'écrie poétiquement, en son *VIIe Canon et Reigle chirurgique* :

« S'il tombe quelque os du palais
Danger y a d'estre punais ! »

Dans la syphilis, l'effondrement du vomer, en écrasant le nez à sa racine, favorise la stagnation du pus : il se produit alors, selon la très juste comparaison de Niemeyer, une putréfaction comparable à celle de l'impétigo mastoïdien infantile, dans lequel le pus, sécrété entre l'oreille et la tête, dans une fente étroite, prend aisément l'odeur cadavéreuse.

Il est très important d'insister encore ici sur les caractères osphrésiologiques de l'ozène vrai comparés à ceux des ulcères du nez.

Nous sommes loin du temps où Boyer écrivait que l'ozène est toujours dû à « des ulcères putrides malins ». Tout le monde admet, aujourd'hui, le *fœtor narium* sans ulcérations ; on l'a même constaté chez des sujets à sécrétion nasale si rare qu'on a pu attribuer l'ozène, non à l'altération de produits sécrétés, mais à la seule exhalation fétide de la membrane de Schneider (F. Niemeyer. *Path.* Ed. I., t. I., p. 298). Dans ces cas, la punaisie n'est-elle pas comparable à la *bromidrosis pedum*, qui se produit chez les sujets les plus soigneux, en dehors de toute sécrétion stagnante ? ou aux blennorragies fétides, décrites par Trousseau ? ou, enfin, à ces dermatoses qui, sous des influences nerveuses, répandent l'odeur la plus infecte (acné et eczéma fétides de Hebra) ? — Ce qui démontre la vraisemblance de ces comparaisons, c'est : 1° que l'ozène *sine materia* est fréquent chez la femme surtout (Voltolini); 2° qu'il est souvent héréditaire, au dire de tous les auteurs ; 3° qu'il peut affecter le type intermittent (n'exister par exemple, que durant la période menstruelle). Max Simon (*in Bull. de thér.* 1850), cite le fait curieux d'une jeune fille atteinte d'ozène essentiel, et chez laquelle la sérosité d'un vésicatoire offrit la même repoussante odeur que l'haleine nasale : « c'était en quelque sorte, dit-il, un ozène du bras, montrant bien le vice constitutionnel de la punaisie. » L'auteur de ce mémoire a vu un ozène, guéri par les douches nasales de Weber, faire place à des pertes blanches fétides : un fait presque analogue a été signalé par Hoffmann (cité d[s] J.-B. Blatin : *De la leucorrhée, etc.*).

D'après Tillot (*Ann. des mal. de l'or. et du larynx*, 1875, p. 112. du tome I), l'ozène essentiel est franchement caractérisé par l'odeur *sui generis* de marécage : cette odeur, ordinairement méconnue du malade, se rapproche, effectivement davantage de la putréfaction végétale que des putrilages animaux. Elle n'en est pas moins diffusible et intolérable. Parfois, elle force les malheureux punais, repoussés par la société, à s'évader de l'existence par le suicide.

Trousseau rapporte qu'ayant un jour reçu dans son cabinet une jeune fille atteinte d'ozène, il fut forcé de laisser ouvertes toute la journée les fenêtres de son appartement. L'odeur de l'ozène est, enfin, très spéciale, au point que les simulateurs, pourtant féconds en ressources, ont rarement essayé de la feindre, en introduisant dans leurs fosses nasales diverses substances fétides, viande pourrie, roquefort (*Boisseau*).

Comparons maintenant l'odeur dans les diverses rhinites plus ou moins ulcératives.

Symptôme de rhinites diathésiques, la punaisie n'a plus, alors, son odeur de marécage. Dans la scrofule, elle rappelle, à s'y méprendre, la senteur aigre et repoussante de la punaise écrasée ; dans la syphilis, elle exhale une odeur spermatique fade et écœurante, assez comparable à celle du merlan frais.

La fétidité des coryzas chroniques s'exaspère par l'époque menstruelle (Voltotini) et par les phlegmasies aiguës intercurrentes de la pituitaire. — (Gerdy, Trousseau).

L'haleine nasale voit son odeur se modifier dans d'autres maladies. Dans la diphtérie, on voit souvent filtrer par le nez des sécrétions qui donnent à l'haleine une senteur intermédiaire entre la punaisie et la gangrène (Sanné). Elle est d'une haute importance pronostique, parce qu'elle annonce toujours l'hypertoxie.

Dans le lupus scrofuleux des fosses nasales, l'odeur manque souvent, parce que le muco-pus ne trouve pas, dans la faible quantité d'air qui passe entre les narines oblitérées, les conditions nécessaires à la fermentation. D'ailleurs, il faut bien dire que les rhinites ostéo-périostiques sont loin de s'accompagner fatalement d'ozène. Dans le coryza caséeux (Duplay, Périer), l'haleine revêt en partie l'odeur des grumeaux infects sécrétés.

Les affections des sinus maxillaires déterminées par des caries dentaires, catarrhes chroniques, ostéo-périostites, corps étrangers animés (larves de muscides) ou inertes (projectiles de guerre), etc., — donnent à l'air expiré une senteur fétide très marquée, à cause de la rétention des produits sécrétés, subissant la fermentation putride.

Cette odeur est sentie non seulement par l'entourage du malade, mais aussi par le malade lui-même qui, pour son malheur, a généralement conservé l'intégrité sensorielle de la portion olfactive de son appareil nasal.

*
* *

Déductions thérapeutiques.

La propreté du nez par les lavages à l'eau salée devrait faire partie de l'hygiène infantile, comme les lavages buccaux. La toilette journalière de ces premières voies éviterait la fétidité de l'haleine et préviendrait de nombreuses maladies microbiennes.

Dans l'ozène, au début, on rencontre fréquemment l'absence de l'odorat. Si l'on enlève les croûtes, la fonction revient, montrant qu'il ne s'agit que d'un obstacle mécanique.

A un degré plus avancé de la maladie, l'odorat est notablement affaibli. On peut se demander alors si les injections pratiquées dans un but thérapeutique n'ont pas contribué à l'altération de la muqueuse. En effet, il suffit souvent de supprimer les injections et de pratiquer le massage de la muqueuse, pour constater une amélioration de l'odorat, appréciable au moyen de l'olfactomètre.

Enfin, Tronshon a déterminé, pour différents sels, leurs cofficients osmotériques, c'est-à-dire la concentration qui n'entrave pas l'olfaction et nous a donné ainsi les formules d'injections nasales qui auront le moins de chance d'altérer l'épithélium olfactif, si délicat. (Capart fils.)

Lorsqu'il existe des croûtes nasales, il faut les détacher à l'aide de la vaseline phénicomentholée légère, appliquée le soir particulièrement. Les irrigations nasales sont pratiquées, le matin, au moyen du siphon de Weber et d'une solution d'hydrate de chloral au 100e ou d'hyposulfite de soude au 50e.

Chez les ozéneux, il ne faut jamais négliger le traitement général. Les préparations iodo-tanniques et arsénicales, le fer et le quinquina, les cures salines et sulfureuses, s'imposent, dans la plupart des cas, lorsqu'on veut éviter les récidives, assez ordinaires si l'on se restreint au seul traitement local.

M. Bonnet conseille les irrigations des fosses nasales avec une solution de bleu de méthylène à 2,50 p. 100, pratiquées d'abord trois fois, puis une fois par jour ; ces irrigations ont l'inconvénient de colorer en bleu l'orifice des narines, ainsi que la lèvre supérieure ; toutefois, elles font disparaître assez rapidement l'odeur des fosses nasales et la guérison est généralement obtenue au bout de trois ou quatre semaines. En ce qui concerne l'ozène syphilitique, le bleu de méthylène agit exclusivement sur les infections associées qui en sont la cause prochaine.

Le chlorate de soude (à 30 gr. pour un litre d'eau de menthe) m'a fourni personnellement, en douches nasales, un succès complet, dans deux cas d'ozène récents. Les pulvérisations intranasales avec le mélange suivant sont également recommandables :

℞	Eau distillée de lavande	500 gr.
	Glycérine pure	30 —
	Acide borique.	25 —
	Résorcine	5 —
	Essence d'eucalyptus.	XX gouttes.

M.

Les attouchements à la teinture d'iode, au naphtol camphré, au nitrate d'argent, à l'acide trichloracétique, ont aussi fourni certains succès à divers spécialistes : ces attouchements nécessitent l'anesthésie à la cocaïne ; leur principale mission est de stimuler la circulation de la muqueuse pituitaire en voie d'atrophie ou de régression.

Lorsqu'il existe des séquestres, il faut les extirper, après antisepsie préalable de la cavité nasale. Lorsqu'il y a des végétations adénoïdiennes, on n'attendra pas pour les opérer. Le curettage de la muqueuse, les tampons médicamenteux, les bougies iodo-tanniques sont des procédés thérapeutiques à rejeter, de même que les insufflations pulvérulentes qui ont l'inconvénient de pousser à l'incrustation des fosses nasales. Toutefois, Turban semble s'être trouvé bien, dans 10 cas d'ozène, de la préparation suivante :

℞ Iodol cristallisé (je préfère l'aristol)	ââ parties égales.
Tanin	
Borax	

M. D. S. — Poudre à priser : une prise dans chaque narine, 5-6 fois et, plus tard, 3 fois par jour. Turban affirme que ce traitement suffit à lui seul et qu'on n'est pas obligé de recourir simultanément à d'autres remèdes locaux (tels que lavage des narines avec des solutions antiseptiques, etc.). Les sécrétions et les croûtes disparaissent ou diminuent considérablement; l'odeur fétide s'en va pour longtemps; réapparaît-elle, on la chasse bientôt en commençant de nouveau à priser. On obtient surtout de bons résultats quand il y a des parties atrophiées.

Belfanti et Serafino ont recommandé les injections hypodermiques avec le sérum antidiphtéritique, sous le fallacieux prétexte d'analogies bacillaires. Mais il semble démontré que ces injections n'agissent pas mieux que celles de sérum artificiel ou autres, productrices d'améliorations passagères dans l'état général. . . . .

D'après Massei, de Naples, il existerait trois catégories de malades : ceux qui ne font aucun traitement et conservent indéfiniment leur maladie ; ceux qui se soignent un peu et s'améliorent de même ; enfin, ceux qui suivent le traitement avec beaucoup de régularité et arrivent à guérir au bout d'un certain laps de temps assez considérable, douze mois au moins.

Cet auteur conseille des injections d'eau salée bi-quotidiennes, et l'introduction dans le nez, le soir, d'une pommade composée de :

Iodoforme.	1 gr.
Coumarine	0,25
Vaseline	20 gr.

Dans ces dernières années, Garnault a vulgarisé, en France, la méthode de Braun ou du *massage vibratoire* des muqueuses : une séance journalière bien faite amène, habituellement, la guérison en trois ou quatre mois. On badigeonne, à la fin de chaque séance, avec

℞	Teinture d'eucalyptus.	10 gr.
	Acide salicylique	0,50
	Vératrine	0,05

et la muqueuse quitte bientôt son aspect grisâtre et parcheminé, pour reprendre la teinte rosée de la vitalité. Garnault envisage, en effet, l'ozène comme une *dyscrasie*, mais non comme une maladie correspondant à un syndrome clinique ou anatomo-pathologique défini ; c'est un symptôme qui s'observe dans des formes, pour le moment irréductibles, de rhinite; il est dû surtout à un état spécial de la muqueuse nasale, qui, probablement, débute par les vaisseaux et retentit ensuite sur les glandes. Le fœtor paraît dépendre surtout de la nature du liquide sécrété ; le rôle des microbes dans la production de l'odeur est très secondaire ; les croûtes ne sont pas des compagnes inséparables de l'ozène [1].

Le massage vibratoire, s'il est sans inconvénient pour le patient, est des plus fatigants pour l'opérateur. Sa technique consiste, en effet, en une sorte de mouvement tétanique des muscles de l'épaule et du biceps très pénibles à pratiquer. Braun conseille le massage des muqueuses du nez, du pharynx et de la gorge au moyen de sondes droites ou recourbées. Pour que le massage réussisse, il faut que les mouvements se fassent avec rapidité et avec une grande régularité, entre 600 et 1,200 vibrations par minute. L'extrémité des sondes dont on se sert doit être entourée d'un morceau de coton imbibé d'une solution cocaïnée, lorsqu'il existe une névrose réflexe ; elles servent encore à porter sur les muqueuses malades d'autres médicaments appropriés.

Volkmann et Désarènes ont préconisé la *galvanocaustique* pour remédier à la dénutri-

2 *Semaine médicale*, 1893, janvier.

tion et à l'atrophie de la pituitaire. Bayer, de Bruxelles (*Ann. de l'Institut chirurgical* 1896, n° 2) préfère au galvanocaustique l'emploi de l'électrolyse cuprique interstitielle. Seulement, elle n'est pas sans offrir des dangers. Le médecin s'assurera que le malade ne présente aucune contre-indication venant du cœur, du système nerveux, etc., et, afin de mettre sa responsabilité à couvert, lui fera remarquer que l'opération est sérieuse.

On attribue l'effet favorable de l'électrolyse :

1° Aux modifications imprimées aux cellules par l'oxychlorure cuprique qui se diffuse entre elles. Ce sel, soluble dans le plasma, résulte de la décomposition de ce dernier par le courant. Analogue à une solution de chlorure de sodium, le plasma est décomposé en ses éléments : le chlore et l'oxygène mis en liberté se rendent au pôle positif; le sodium et l'hydrogène au pôle négatif. Le pôle positif est constitué par du cuivre ; il s'y forme, sous l'action du chlore et de l'oxygène, un oxychlorure cuprique soluble;

2° Aux changements profonds dans la nutrition des tissus produits par le courant;

3° A son action microbicide démontrée.

*
* *

2° L'haleine buccale

Nous insisterons longuement sur cette esquisse séméiologique, dont les conséquences pratiques et thérapeutiques se dégageront nombreuses. La question atteint parfois une importance sociologique : certaines législatious (Espagne, États-Unis) n'admettent-elles pas comme causes de divorce et de séparation, la *stomatodysodie ?*

Dans l'état de santé, l'odeur de l'haleine existe, particulière, mais peu prononcée. Douce dans la jeunesse, elle s'accentue avec l'âge. Le matin, elle est aigre et mauvaise, par suite des altérations que subit, pendant la nuit, le mucus bucco-pharyngien, et de la fermentation des résidus alimentaires. L'haleine contracte, chez certaines personnes, l'odeur des *ingesta*, et notamment de l'ail, du tabac, de l'alcool, etc... Au moment des règles, les femmes exhalent généralement, par la bouche, une odeur forte, insupportable, rappelant l'odeur de moisi : c'est une remarque qui a échappé à l'un des membres de la Société Neurologique de Londres, Société qui compte dans son sein beaucoup de femmes. Il y a donc lieu de recommander aux femmes, au moment de la période menstruelle, les soins d'hygiène buccale les plus impérieux. Lorsque les règles s'arrêtent subitement, Kieffer remarque que cette odeur spéciale devient encore très forte.

« Si l'haleine de l'enfant est rarement fétide, s'il est agréable de prendre un baiser sur les lèvres roses d'un baby, c'est que les tissus sont jeunes, c'est que les muqueuses ne sont pas encore usées. Les vieux tissus, les vieilles parois des cavités aériennes et buccales sont couvertes de détritus ; les glandes rejettent de vieux produits de sécrétion, qui s'altèrent au contact de l'air. On peut considérer comme exceptionnelle une haleine sans odeur après quarante-cinq ans » (J.-A. Fort. *Dict. de médecine usuelle*).

L'odeur normale de l'haleine est due (Regnault) à de faibles quantités de carbonate d'ammoniaque et d'hydrogènes sulfuré et protocarboné. Chez les urémiques, qui rendent par l'expiration des produits ammoniacaux, l'odeur de l'haleine est assez analogue à celle du poisson avancé.

« L'odeur de l'haleine fébrile, dit excellemment Racle (*Diagnostic*, Ed. de 1878, p. 514), est caractéristique : il serait difficile de la définir, mais tout le monde la connaît. »

Au début de la fièvre puerpérale, les accouchées exhalent une haleine très aigre.

Dans la fièvre hectique, la septicémie, la manie aiguë, elle revêt une senteur fade et nauséeuse.

Dans la gangrène des plaies, les produits

volatils du sphacèle (acides gras, valérianate d'ammoniaque, carbures et sulfures d'hydrogène) sont incessamment résorbés par le torrent circulatoire, et, en s'éliminant par les poumons, ils donnent à l'haleine la puanteur caractéristique de la gangrène.

« Les enfants qui ont une température élevée (pneumonie) ont souvent une odeur chloroformée de l'haleine » : voilà une remarque du Dr Kien (*in Gaz. med. Strasb.*, VIII, 1878) dont tous les praticiens ont pu souvent vérifier, comme nous, la grande justesse : nous croyons cette odeur due à l'acétone, après de nombreuses observations.

Dans la dysenterie aiguë, les fièvres graves, l'envenimation ophidienne, etc., l'haleine est puante et cadavéreuse. Dans la peste antique (typhus), nul, mieux que le poète Lucrèce, n'exprima les modifications odorantes que subit l'air expiré :

« Spiritus ore foràs tetrum volvebat odorem.
« Rancida quo perolent projecta cadavera ritu. »

Dans la fièvre typhoïde, la fétidité de l'haleine est le plus souvent très marquée. Mais elle nous semble tenir surtout, dans ce cas, à l'état local de la bouche, aux fuliginosités. Huxham n'a-t-il pas écrit, il y a plus de deux cents ans, cette vérité : « Le sang de la fièvre putride exhale une odeur fétide, même au sortir des vaisseaux »? (*Cf. Alquié. — Path. méd.*, 1850, t. I, p. 66).

Dans la période algide du choléra, Martin-Lauzer et Cotin ont justement comparé à l'odeur cuivreuse la sensation olfactive causée par l'haleine froide des cholériques.

Dans le délire aigu, dit Esquirol, l'absence de fétidité de l'haleine permet un pronostic de bon aloi : fait de haute importance en psychiatrie, où rien n'est plus incertain que la prognose.

D'après Charles, les aliénés chroniques assimilent très mal les corps gras : cette graisse, non absorbée, donne alors naissance à des acides gras volatils, qui, en s'éliminant par la muqueuse pulmonaire, donnent à l'haleine une odeur fétide insupportable qui signale bien la salle d'aliénés au nez d'un observateur tant soit peu accoutumé.

Bien des substances éliminent par l'haleine leur senteur plus ou moins modifiée. C'est le cas des résines, gommes-résines, térébenthines, et des produits qui (comme l'aïl et les crucifères) renferment des essences volatiles.

Barbier (*Mat. méd.*, t. II) a constaté, deux heures après application, *aux pieds*, d'un cataplasme d'ail pilé, l'air expiré fortement imprégné de l'odeur de cette substance.

L'élimination du terpinol donne à l'haleine une odeur de jasmin. D'ailleurs, pour les térébinthacés, la sortie par le poumon est la plus rapide de toutes, comme le font observer Nothnagel et Rossbach, qui remarquent que l'odeur de l'haleine est celle de l'essence pure, non encore oxydée, comme elle l'est déjà au moment de l'élimination rénale, sous forme de terpinol.

L'eucalyptol donne à l'haleine son odeur à la fois camphrée et résineuse ; l'ichthyol, *même appliqué au pinceau sur la peau*, son odeur de bitume ; l'éther (en perles ou en injections) s'élimine principalement par la voie pulmonaire et très vite.

D'après Guimbail, on reconnaît la religion du paysan irlandais à son haleine : s'il sent l'alcool, c'est un protestant ; s'il sent l'éther, c'est un catholique.

Le chloral s'élimine par la surface pulmonaire en donnant à l'haleine son odeur, justement comparée à celle du melon ; l'opium lui confère son odeur vireuse caractéristique (L. Brunton).

Les bromures (surtout celui de potassium) s'éliminant activement par la voie respiratoire provoquent une féteur de l'haleine alliacée et intense. L'administration simultanée du benzonaphtol ou même du simple benzoate de soude (50 centigr. à 1 gr. par jour) diminue sensiblement ce symptôme désagréable, qui s'annonce par une odeur douceâtre particulière et caractéristique de l'haleine (Séguin, *Arch. Med., N.-Y.*, 1882).

Féré a montré, depuis quelque temps, que les bromures amènent une dyspepsie notable et provoquent une sorte d'auto-intoxication, si des précautions ne sont pas prises. Mais, déjà avant Féré, l'haleine fétide du malade qui les prend en faible dilution, aux repas, avait été remarquée. Aussi, dans tous les asiles où l'on est au courant de ces faits, est-ce très diluée, et le matin à jeun (ou bien trois ou quatre heures après le repas du soir) qu'on donne la ration de bromure.

Le musc donne à l'haleine son odeur suave, la myrrhe son odeur embaumée ; le copahu son odeur balsamique et térébinthacée accusatrice. Dans le saturnisme, l'iodisme, le carbolisme, l'empoisonnement par l'eau de javelle, l'odeur de l'haleine est souvent caractéristique...

L'haleine des hydrargyriques répand, bien

avant tout ptyalisme mercuriel, une odeur métallique spéciale, reconnaissable pour tout nez exercé. Cette modification odorante de l'air expiré peut faire flairer au médecin l'approche de la stomatite : elle donne, en tout cas, l'assurance (dans le cas de frictions napolitaines, par exemple) que Hg a été bien absorbé (voir page 164).

Dans l'empoisonnement par l'alcool, les gaz de l'haleine ont l'odeur plus ou moins marquée d'aldéhyde : ce qui assure le diagnostic et permet de déjouer la simulation, chez celui qui vient de commettre un crime, par exemple.

Les sulfures alcalins, décomposés par l'action du suc gastrique, éliminent HS par l'haleine : on le voit, après l'ingestion des eaux sulfureuses. L'odeur de l'air expiré est alors plus ou moins prononcée : elle va de celle des œufs durs à celle des œufs couvés.

William Reisert a observé que, chez quelques personnes soumises à l'usage du sous-nitrate de bismuth, l'haleine prenait une odeur se rapprochant de celle de l'ail, et il attribue cette odeur à la présence du tellure. Dans ses expériences, lorsque le bismuth était très pur, l'odeur alliacée était nulle. L'ingestion de 5 milligrammes d'oxyde de tellure était suivie, à bref délai, de l'odeur caractéristique d'ail, avec un goût métallique dans la bouche (*New-Orléans, Med. and. Surg. Journ.*, mai 1881). Martin Damourette affirme que l'usage prolongé de l'eau de la Bourboule provoque l'odeur alliacée de l'haleine ; cette odeur est due à l'arsenic : car je ne sache point que cette eau minérale contienne du tellure. Avec les cacodylates pris à l'intérieur, l'haleine revêt ordinairement une féteur d'oignon pourri dont le sujet n'a point conscience.

Dans une récente leçon, Terrier a insisté longuement sur les inconvénients osphrésiologiques des pansements à l'iodoforme. L'odeur de l'haleine nous permet de diagnostiquer l'imprégnation médicamenteuse et de prévenir l'intoxication : cela vaut la peine de la constater.

Les blessés se plaignent, dit-il, d'avoir constamment dans la bouche *l'odeur spéciale de l'iodoforme*, et ce phénomène, qu'accompagnent parfois des nausées et des vomissements, est surtout marqué chez les femmes nerveuses et chez celles qui portent un pansement iodoformé dans la région périnéale. Il tient à ce que l'iodoforme s'élimine par la salive.

D'après les remarques de Poncet (de Lyon), si les patients mangent avec des fourchettes ou des cuillers d'argent, le contact de ce métal avec la salive donne lieu au dégagement d'une odeur alliacée très spéciale. D'après M. Cazeneuve (de Lyon), l'odeur en question est due à la production d'iodure d'argent avec formation d'acétylène, par suite de l'action sur l'argent des iodures alcalins de la salive.

La connaissance de ce fait présente un réel intérêt, car il permet de s'assurer qu'un malade pansé avec de l'iodoforme est sous le coup de l'imprégnation iodoformée. Il suffit, en effet, au blessé de toucher une pièce d'argent avec sa salive et de la frotter ensuite avec un linge. Le métal dégage ou non l'odeur bizarre signalée plus haut : c'est là le *signe de l'argent* de M. Poncet.

On a assez souvent (d'après M. Terrier) à lutter contre ce dégoût, qui devient une gêne incessante pour les opérés. Et, pour ne pas l'accentuer, on aura soin d'empêcher les malades de se servir de couverts d'argent et de leur prescrire l'usage d'instruments en verre ou en bois, ou en tout autre métal que l'argent.

Poursuivons maintenant l'étude de l'haleine dans les maladies les plus communes.

Dans le diabète, l'haleine répand une odeur spéciale accentuée, caractéristique, acidule, un peu alcoolique et comme vineuse, parfois vinaigrée ou d'odeur de bière aigre. Les nuances et l'intensité de cette odeur de l'haleine varient selon le degré de la glycohémie : souvent, elle est assez pénétrante pour remplir la chambre et les vêtements du diabétique de ses émanations aigrelettes particulières. Grellety en dit : « C'est une odeur qu'on n'oublie pas, et qui, plus d'une fois, m'a servi à dépister la glycosurie ». Duboué (de Pau) affirme également que ce symptôme lui a souvent permis de *flairer* le diabète (Soc. de chir., 12 juin 1872) : « Quant à donner, ajoute-t-il, une idée de cette odeur à ceux qui ne l'ont pas encore perçue, j'avoue que je suis tout à fait incapable de le faire. Le seul conseil que je puisse donner, à cet égard, c'est de sentir l'haleine des malades notoirement diabétiques. J'ose affirmer qu'on n'oubliera plus leur odeur, et qu'on la reconnaîtra plus facilement dans l'avenir. » L'odeur de l'haleine diabétique est, en effet, *particulière.* C'est ce qui explique les multiples et bizarres comparaisons dont elle a été l'objet ; Pavy l'assimile à celle des pommes mûres, Latham au foin coupé, Gubler à la choucroûte; etc.

Faible, elle est due à l'aldéhyde, produit

par la fermentation du sucre de la salive. Plus marquée, elle ressemble assez à celle du chloroforme, de l'éther acétique, et est due à l'*acétonémie*, fermentation anomale décrite pour la première fois par Cantani. Alors, l'odeur indique toujours une respiration incomplète, un *mauvais état du poumon*. L'odeur d'acétone est généralement pénétrante : c'est ainsi que le malade de l'*Osservazione LXXXIV du Traité* de Cantani, empeste, en quelques minutes, un cabinet de consultation. Forte et diffusible, l'odeur d'acétone entraîne parfois de la céphalée et des étourdissements, chez les personnes qui vivent avec un diabétique. Mais il faut, pour cela, comme le remarque justement Balthazar Foster (*Brit. med. j.* 19 january 1878) que le diabétique soit un peu fébricitant : alors seulement, l'acétone est capable de se volatiliser notablement dans l'haleine [1].

1 Dans mes ouvrages sur le *Traitement du diabète*, le lecteur pourra trouver les préceptes thérapeutiques en concordance avec ce symptôme.

Chacun sait, aujourd'hui, que l'acétonémie existe dans certaines fièvres et dans les affections organiques de l'estomac : c'est à elle que nous rattachons l'odeur chloroformée des enfants pneumoniques.

L'odeur d'acétone est des plus utiles à constater dans le diabète, non seulement pour prévoir le *coma*, dont l'acétonémie est la cause presque univoque, mais encore et surtout pour reconnaître une glycosurie échappée au diagnostic, ainsi que Latham (*Facts and opinions, etc.*) déclare l'avoir fait bien des fois. N'oublions point, d'ailleurs, que l'acétonémie peut apparaître au début même de la maladie (Lécorché), et alors avouons que l'osphrésiologie sert puissamment la clinique !...

Dans une période très avancée du diabète, l'haleine devient fétide, nauséeuse, pénétrante, et Max Durand-Fardel la considère alors (*Lettres sur Vichy*) comme un symptôme du plus fâcheux augure. Cette odeur tient aux altérations des liquides de la bouche, et surtout aux désordres trophiques, appelés sur les dents et le périoste alvéolo-dentaire par les progrès de la cachexie et par l'action chimique de l'acide lactique, incessamment formé dans la bouche aux dépens de la salive sucrée.

Lorsque, dans les multiples maladies de l'appareil urinaire, l'haleine vient à contracter l'odeur ammoniacale, c'est un signe peu trompeur que l'urémie est aux portes de l'organisme. Quand l'urémie est confirmée, l'haleine alors revêt une odeur analogue à celle du sulfhydrate d'ammoniaque ou, comme nous l'avons dit déjà, du poisson pourri. Dès la période initiale de la néphrite interstitielle, on constate aussi, selon Bartels, une odeur ammoniacale de l'haleine. De même que dans la cystite, dans la paralysie de la vessie, il s'agit alors de produits de décomposition résorbés, puis éliminés par l'air d'expiration ; plus rarement, une stomatite concomitante expliquera le symptôme odorant.

« En dehors, bien entendu, des *éructations*, que nous étudierons plus loin, le tube digestif est la cause, assez fréquente, de l'haleine fétide. On la note chez les boulimiques, chez les constipés, où elle semble due au skatol. D'après Pick, chez beaucoup de personnes, la fétidité apparait quand la faim se fait sentir ou quand elles sont préoccupées, agitées. Une quantité même minime de nourriture (un morceau de sucre ou de chocolat) suffit à faire disparaître cette fétidité passagère et réflexe. Une odeur aigre et rance s'exhale souvent de la bouche des individus atteints de stagnations gastriques permanentes : elle résulte de l'exhalation, par la voie respiratoire, des principes fétides puisés dans l'estomac. Mais, d'après Bride (*Edimb. med. j.*, 1885), le catarrhe de la langue s'observe souvent en même temps que la dyspepsie. L'odeur fétide ne dépend alors pas de l'affection stomacale, mais bien de l'épithélium, des masses muqueuses et des différents bacilles dont l'enduit lingual est composé. A coup sûr, cette complication est causée par une névrose des nerfs trophiques : n'oublions pas que le nerf glossopharyngien et le pneumogastrique sont anastomosés. On traite ce catarrhe localement par une solution de nitrate d'argent dans l'éther nitreux et l'haleine fétide disparaît.

Quand la voie pulmonaire élimine des gaz viscéraux, il est évident que les soins buccaux les plus minutieux ne sauraient triompher de la stomatodysodie. Or, d'après Luton, l'odeur fécaloïde de l'haleine résulte, fréquemment, de l'absorption des fèces par une muqueuse dépouillée de son épithélium. L'haleine, toujours équivoque chez les constipés, devient, alors, franchement putride : chacun a pu l'observer.

Paul Dubois et Lorain ont signalé la fétidité acide de l'haleine comme un phénomène habituel chez les femmes enceintes affligées de vomissements incoercibles. Mais il est difficile, dans ce cas, de faire la part exacte des éructations acides et des reliquats muqueux des vomituritions.

D'après Charles Robin (*Humeurs*, p. 792), dans les abcès du foie et d'autres organes de la cavité abdominale, l'haleine acquiert une odeur marquée de macération anatomique : « Cette odeur peut venir en aide au diagnostic, quand celui-ci n'est pas porté ; elle est due à ce que la vapeur d'eau et les gaz exhalés par la respiration entraînent les principes volatils et les substances coagulables altérées qui donnent au pus son odeur, et se trouvent incessamment résorbés par les capillaires, tant que l'abcès n'est pas ouvert. Des phénomènes analogues s'observent dans les cas de rétention des matières fécales : les substances organiques altérées et les principes volatils qui leur donnent leur odeur, partiellement absorbés par l'intestin, sont exhalés par les poumons. » C'est pour cela que les hypocondriaques, qui souvent sont des constipés, exhalent une haleine excrémentielle. Enfin, l'on se souvient que, tout à l'heure, pour expliquer l'odeur spéciale de l'haleine dans le sphacèle, nous émettions une théorie très analogue. On peut, d'ailleurs, se rendre compte, de la même manière, de la fétidité particulière de l'haleine, signalée constamment dans la pourriture d'hôpital : surtout s'il est vrai (comme l'assure le Dr M. Tribes dans une excellente monographie) que l'odeur de l'air expiré soit semblable à celle de l'eschare placée à la surface de la plaie.

Dans une série de cas d'ictères graves, J. Arnould (*Rec. de mém. méd. et ph^ie m^res, t. XXXIV, p. 54*) a constaté chez les malades une extrême fétidité de l'haleine, qu'il n'hésite pas à qualifier de *fécale* : cette haleine persistait durant toute la période d'état, mais seulement chez les sujets destinés à guérir. On conçoit l'importance pronostique d'une semblable particularité, si elle venait à être signalée par d'autres observateurs d'hépatites aiguës (fièvre jaune, ictères aigus, etc.).

Dans la dyspepsie, l'haleine prend une odeur aigre, presque acétique. L'haleine dite *butyrique* appartient aux enfants qui tètent, surtout lorsqu'ils sont élevés au biberon : car le lait de vache est bien plus riche en beurre que le lait féminin.

Quand l'acescence normale des enfants augmente, sous l'influence de phlegmasies gastro-intestinales, l'haleine cesse d'être butyrique : elle devient fétide.

L'odeur sulfhydrique de l'haleine appartient à l'embarras gastrique, à la dilatation gastrique ou œsophagienne avec putréfaction des aliments. Lancereaux a également décrit, sous le nom de *dyspepsie fétide*, une sorte de catarrhe gastrique, où l'haleine devient particulièrement désagréable ou nauséabonde.

Chez les enfants qui ont des ascarides, l'odeur alliacée de l'haleine a été notée avec insistance par les vieux cliniciens comme un important symptôme. Double (*Séméiotique*, *III*) affirme même qu'il ne faut pas tarder, d'après cette seule indication, à user, aussitôt, des anthelmintiques.

Nous avons parlé tout à l'heure de l'odeur cuivrée de l'haleine des cholériques, Griesinger et d'autres ont signalé aussi l'odeur « manifestement spermatique » : pour nous, elle vient des vomissements riziformes ; car elle n'a été signalée que dans la période phlegmorragique de la maladie.

L'haleine, dans la fièvre typhoïde au début, possède une senteur aigrelette, remplacée plus tard par celle du sang exhalé et desséché dans la bouche (Taupin). Mac Cassly déclare avoir fréquemment observé une odeur musquée de l'haleine chez les sujets atteints de péritonite : nous n'avons pu retrouver ce symptôme dans nos observations cliniques.

Étudions maintenant, chers lecteurs, la fétidité de l'haleine produite par des affections de l'appareil respiratoire. Pour la reconnaître, on prie les malades de rester un moment sans respirer, après qu'on a constaté la mauvaise odeur; il est facile de voir, alors, si elle cesse ou si elle augmente pendant l'expiration. Dans ce dernier cas, l'origine aérienne de la féteur est incontestable.

Amb. Paré (liv. XIX, ch. XXIX) a fait, sur les bossus, une de ces observations singulières et naïves dont il est friand : « Ils ont volontiers, dit-il, l'haleine puante, à raison que l'air qu'ils respirent est trop longtemps retenu dans leur thorax courbé. » Le fait est-il vrai ? Nous ne le croyons pas; et s'il l'était, peut-être faudrait-il chercher une explication plus scientifique que celle de Paré. Pour ma part, je n'ai observé, jusqu'ici, que des bossus à haleine normale.

Il existe des cas *d'ozène trachéal* et M. Wagnier en a rapporté, en 1895, une observation typique, dans lequel l'examen bactériologique fit reconnaître la présence du bacille de Lœwenberg (Société de laryngologie, 1895).

A la même Société (1892), Ch. Fauvel a montré la valeur diagnostique de la *coïncidence de l'aphonie avec l'haleine alliacée.*

Chaque fois, dit-il, qu'un sujet aphone ou parlant avec une voix bitonale, criarde, aura une mauvaise haleine, avec odeur alliacée, *sui generis*, il faudra penser à une paralysie des muscles du larynx. Depuis plusieurs années, l'orateur a constaté ce symptôme chez tous les malades de cette catégorie, quelle que soit l'origine de la paralysie laryngée (cerveau, moelle, tumeur du cou, du médiastin, des gros vaisseaux, des ganglions, bronchites du sommet du poumon, hystérie, rhumatisme).

Charles Fauvel relate plusieurs observations à l'appui de cette opinion. Il attribue l'odeur fétide de l'air expiré à la décomposition des mucosités desséchées à la surface de la muqueuse trachéo-laryngée paralysée. Chez ces sujets, on a recherché, sans résultats, toutes les affections signalées comme susceptibles de modifier l'odeur de l'haleine (diabète, mauvais état de la dentition, stomatite mercurielle, saturnisme, concrétions caséiformes des amygdales, ulcérations, caries, corps étranger des fosses nasales, lésions du nasopharynx, pharyngite sèche, cancer, syphilis, tuberculose du larynx, ozène trachéal, gangrène pulmonaire, bronchite fétide).

« Et maintenant nous voudrions, ajoute Fauvel, insister sur les caractères propres de cette odeur : mais nous nous trouvons en présence d'une grande difficulté et nous ne saurions la définir avec quelque précision scientifique. Contentons-nous de dire que c'est une *odeur alliacée,* qui sera facilement reconnue par ceux qui l'auront sentie une seule fois. Ajoutons qu'elle n'est pas perçue par le sujet. Quant au mécanisme de production, nous sommes disposé à l'expliquer de la façon suivante : les muscles laryngés étant paralysés, les sécrétions muqueuses ne sont plus rejetées par les mouvements et contractions des couches musculaires ; les mucosités restent stagnantes à la surface du larynx, dans les cavités ventriculaires ; elles se dessèchent, en répandant les produits de décomposition. »

Rosenbach (de Breslau) a constaté que, chez les phtisiques, l'odeur putride fade de l'haleine est un signe pronostique défavorable, même lorsque les autres symptômes semblent bénins ; car il indique des foyers broncho-pneumoniques disséminés, en dépit du peu d'apparence des symptômes physiques constatés à l'auscultation ou autrement. Il faut, naturellement, s'assurer que l'odeur provient des poumons et pour cela, *aseptiser la bouche.* L'odeur fade désagréable se produit alors surtout lorsque le malade tousse, et cela même en l'absence de toute expectoration, ce qui prouve qu'elle ne réside pas seulement dans les crachats.

Lorsqu'une ulcération cancéreuse vient à s'établir dans le larynx, l'odeur de l'haleine devient d'une fétidité nauséabonde et caractéristique. Le malade, assure Fauvel (*Mal. du larynx*, 1876, p. 708) n'aurait, en général, aucune conscience de ce symptôme, « pas plus que le punais de son infecte odeur ».

Dans la phtisie pulmonaire et laryngée, la fétidité n'existe, ordinairement, que d'une façon toute passagère : quand, par exemple, le pus a stagné une nuit dans des cavernes et sur des ulcérations, l'haleine prend une odeur fade spéciale, dite marécageuse.

Dans l'hémoptysie, l'haleine répand l'odeur spéciale acidulée du liquide sanguin, et cette odeur est fréquemment prémonitoire du crachement de sang.

Dans l'apoplexie pulmonaire, elle offre la singulière senteur du sirop antiscorbutique, signalée par N. Guéneau de Mussy : cette odeur alliacée devient parfois gangreneuse, signe pronostique dont nous dévoilons l'importance au chapitre des « *crachats* ».

Dans le sphacèle du poumon, l'odeur est très forte, très fétide, et subit de remarquables alternatives d'intensité, que Trousseau, à bon droit, considérait comme caractéristiques. Pénétrante et des plus incommodes, l'odeur de l'haleine nécessite alors souvent l'isolement des malades : elle infecte même les salles contiguës, y répandant sa pénétrante et nauséabonde senteur de plâtre récemment gâché. Même dans le sein de sa famille, le malade alors devient un objet invincible de répugnance : plus d'une fois, médecins et gardes-malades ont dû convenir de l'extrême difficulté des soins, en pareil cas.

Heureusement, la fétidité n'est pas toujours aussi diffusible : parfois, dans les cas douteux et surtout au début du mal, il est utile de faire tousser le malade, pour pouvoir flairer l'odeur que l'agitation de la toux imprime à l'haleine.

On a, chacun le sait, signalé assez fréquemment des cas de gangrène pulmonaire, confirmée à l'autopsie, sans symptôme osphrésiologique du côté de l'haleine. Leuret en a observé un cas curieux chez un aliéné de Bicêtre (*Gaz. méd.*, 1847, p. 711). Inversement, il arrive que des aliénés, les lypémaniaques surtout, exhalent une odeur très voisine de l'odeur pulmo-gangreneuse, sans que l'autopsie vienne déceler le moindre sphacèle, même partiel, du poumon. (*Obs. de Marcé, Ghislain, etc.*)

Dans la bronchorrhée liée aux ectasies bronchiques, l'odeur de l'haleine rappelle celle des putrilages animaux : très différente de la précédente, n'est pas moins diffusible, et elle empeste péniblement les salles et les escaliers (Trousseau, *Clin. H. D.*, t. II, p. 682).

La fétidité de certaines bronchites est *butyreuse* ou *stercorale*, mais non gangréneuse. Laycock a reconnu que, par une sorte de perversion du système nerveux, l'acide butyrique se développe, parfois, dans les bronches. Traube et Lumniger accusent la pneumonie, le traumatisme thoracique, le catarrhe, de provoquer la bronchite fétide. L'haleine possède, alors, une odeur pénétrante et persistante, comparée par Eichhorst à celle du raifort pourri. Les malades en perdent l'appétit et en deviennent hypocondriaques, si le traitement ne vient, à temps, prouver son efficacité.

Il ne faut pas confondre la bronchite fétide

avec la *gangrène curable* du poumon, gangrène des extrémités bronchiques ou maladie de Briquet (1841). Le diagnostic différentiel est, toutefois, des plus délicats et ne saurait être fait que par un nez bien exercé.

Les pleurésies fétides, étudiées par Sepet et Dieulafoy, ne doivent pas, non plus, être confondues avec les pleurésies gangreneuses, caractérisées par le sphacèle du poumon ou de la plèvre. Elles sont souvent consécutives à la pneumonie, à la phtisie, au cancer de l'œsophage, à l'entérite, à l'appendicite. D'après Laget, la fétidité de l'haleine est alors caractérisée par une odeur fade, repoussante, insupportable, *sui generis*. Cette odeur nauséabonde existe en dehors de toute expectoration fétide. La fétidité se retrouve aussi dans les crachats, lorsque, à la suite d'une vomique, un épanchement fétide s'évacue par les bronches; cette variété d'expectoration fétide (qui serait surtout fréquente dans les pleurésies interlobaires méta-pneumoniques) est très difficile à distinguer des pleurésies gangreneuses se terminant par une vomique ; pourtant, l'odeur de la gangrène pleuro-pulmonaire serait différente de celle des suppurations fétides ; elle est horriblement forte, se répand au loin, infecte toute une salle d'hôpital, toute une maison ; elle est absolument insupportable.

D'après Dieulafoy, « l'adjonction de la gangrène pulmonaire à la gangrène pleurale ne peut être reconnue que par la fétidité de l'haleine et de l'expectoration et par la présence dans les crachats, de fibres élastiques et d'éléments sphacélés. »

Le Dr Muller publie un cas très curieux de pneumonie fibrineuse, qui s'est terminée par la mort du malade, et où il constata, un jour avant l'issue fatale, la présence dans l'urine d'acide sulfhydrique ainsi que d'un grand nombre de bacilles particuliers. Les crachats contenaient également en grande abondance des bacilles identiques à ceux trouvés dans l'urine ; enfin, il en trouva aussi dans le sang.

Ce bacille isolé et cultivé sur des milieux artificiels y poussait très bien et produisait de l'acide sulfhydrique en très grande quantité. Il s'agit très probablement du colibacille ou d'une espèce voisine du bactérium coli. D'après l'auteur, le bacille en question doit avoir causé la pneumonie dans le cas présent. Une chose intéressante à retenir dans cette observation, c'est que le bacille a pu se propager des poumons dans le courant sanguin et s'éliminer par les reins, sans provoquer de métastase dans les autres organes. La marche de cette pneumonie n'était pas tout à fait classique ; c'est ainsi que la période prodromique avait eu une durée de trois semaines (Muller, *Centralblatt für innere Medizin*, 1896).

Gailliard a donné, dernièrement, la monographie du *Pyopneumothorax fétide*. Il s'agit ici de cas exceptionnels, où la tuberculose s'est compliquée de gangrène ; le pronostic est d'une gravité extrême, et l'intervention urgente. On sera renseigné sur la nature des accidents par la fétidité de l'haleine, qui indiquera la nécessité d'opérer.

Avant de décrire la fétidité d'*origine buccale*, j'engagerai mes lecteurs à compléter les données précédentes par celles qui concernent les crachats et les sécrétions digestives, décrites dans les chapitres suivants.

Dans la muqueuse buccale, au contact de diverses portions de la bouche et de ses annexes, l'odeur de l'air expiré se modifie.

La salive normale a une odeur fade et nauséeuse : c'est elle qui donne, normalement, à la bouche sa légère senteur.

Piorry observe que, dans toutes les maladies, la respiration se fait par la bouche. Alors, le contact prolongé de l'air putréfie les enduits buccaux, déjà altérés par l'action de la fièvre sur toutes les sécrétions. Cette remarque clinique, n'explique-t-elle pas, en grande partie, la genèse de l'odeur de l'haleine fébrile ?

Dans le catarrhe buccal (stomatite simple), la fétidité a lieu surtout le matin. Elle est due aux altérations du mucus de l'enduit saburral. Évanouie peu à peu, à mesure que l'alimentation entraîne les détritus épithéliaux macérés, l'odeur revient progressivement, d'abord fade, puis pâteuse, aigre et fétide, dès que la chute épithéliale et les fermentations des débris se rétablissent. On sait que Pasteur (*Acad. de méd.*, mars 1882) a démontré les dangers infectieux de la salive de l'homme *à jeun*, inoculée à divers animaux [1].

Dans l'inanition ou l'abstinence prolongée, l'haleine, pour les mêmes raisons, atteint une grande fétidité. Quelquefois aussi, dans ces cas, il s'agit de gangrène pulmonaire (de Mersemann, *Famine des Flandres*). Chez les aliénés mélancoliques et sitophobes, en dehors de toute gangrène pulmonaire, Ghislain a signalé l'odeur forte et désagréable de l'haleine buccale. Tous ces faits corroborent l'im-

1 Paracelse avait pressenti cette découverte, lorsqu'il disait que l'haleine de l'homme à jeun pouvait *faire suppurer les plaies*.

portance que la physiologie moderne accorde à la fonction alimentaire dans le rôle important du « balayage épithélial » — pour user d'un mot cher à Küss et aux Allemands.

« La puanteur d'haleine, dit Amb. Paré, vient à ceulx qui ont esté frottez et emplastrez de vif argent. » Dans la stomatite mercurielle, l'odeur de l'haleine est d'abord métallique, fade, *cuivreuse*, comme on dit; puis, lorsque les eschares se décomposent, elle devient *putrilagineuse* spéciale. Alors, se produit ce ptyalisme fétide, que les anciens, voués (comme le dit si bien Fonssagrives) au culte des doctrines humorales, considéraient comme indiquant l'élimination d'un *hétérogène* particulier.

Au sujet de l'odeur de la stomatite hydrargyrique, Niemeyer émet une opinion étrange : il se demande si la fétidité n'est pas due à la décomposition du cyanure potassique de la salive et à la formation du sulfure d'ammonium. C'est aller chercher bien avant dans la chimie une explication fort aisée.

Dans le saturnisme, alors que se dessine, sur les gencives, l'important liséré de Burton, l'odeur buccale devient particulièrement alliacée, à cause de la formation d'un sulfure de plomb.

Dans la stomatite scorbutique, l'haleine prend une senteur cadavérique infecte, due à la putréfaction du sang extravasé, à la gingivite hémorragique. C'est aussi aux hémorragies gingivo-buccales que Gubler attribuait la stomatodysodie des chlorotiques. Dans les gingivites, toutefois, l'odeur est surtout marquée pour les formes phlegmoneuses, et la gingivite hydrargyrique en est le type : alors, dit Magitot (Art. *Gencives* in Dechambre), « l'haleine exhale une odeur fétide, spéciale, pathognomonique, que l'on reconnait aisément, et qui ne se rencontre, à ce degré, dans nulle autre inflammation de la bouche. »

Dans la stomatite *diphtéroïde* de Sevestre, on ne constate habituellement aucune fétidité ; c'est un symptôme négatif à signaler.

Dans la stomatite ulcéreuse, J. Bergeron, auteur de la magistrale description que l'on sait, accorde à la fétidité de l'haleine une valeur symptomatique aussi constante qu'à l'engorgement sous-maxillaire et à la salivation. « On ne peut guère, dit-il, caractériser une odeur, qu'en la comparant à une autre bien connue. Or, tout ce que je puis dire, c'est que la fétidité dans la stomatite ulcéreuse rappelle celle de la stomatite mercurielle, et aussi celle de la gangrène de la bouche ; mais *qu'elle s'en distingue assez, cependant*, pour qu'après l'avoir constatée une fois, on puisse la reconnaître, et ne pas la confondre avec celle, moins âcre et moins pénétrante, de ces deux maladies. Les soldats ont parfaitement conscience de l'odeur infecte qu'ils exhalent, et en parlent tous avec une énergie d'expression qui ne peut laisser aucun doute sur la nature de leurs sensations. » (*Dict. Encycl.*, t. XII, 3e série, p. 187).

Frühwald a, dans onze cas de stomatite ulcéreuse observés chez des enfants âgés de huit mois à dix ans, examiné, au point de vue microbiologique, la masse pulpeuse recouvrant les ulcérations. Il a trouvé diverses espèces de microbes de dimensions différentes, des bacilles ou cocci, les uns liquéfiant la gélatine, les autres ne la liquéfiant pas. Ces organismes se présentaient au microscope sous forme de leptothrix ou de spirilles.

Frühwald a, pourtant, rencontré très souvent un baclile dégageant une odeur de putréfaction rappelant l'haleine des gens atteints de stomatite. C'est ce microbe qu'il s'est attaché à étudier; sa forme est ovale, sa longueur entre 1 μ,5 et 2 μ, sa largeur entre 0 μ,6 et 1 μ. Il ne l'a jamais rencontré dans la bouche de l'homme sain ou atteint d'une autre maladie.

Dans la stomatite ulcéro-membraneuse, il

va sans dire que la fétidité d'haleine s'enfuit, quand l'état aigu cesse : elle disparaît même, bien avant que le travail de réparation soit achevé : ce qui la distingue encore de la *stomatite mercurielle.*

Dans les cancers bucco-linguo-pharyngiens, l'ichor donne à l'haleine une odeur fétide, de cette fétidité si spéciale au cancer.

Dans le noma, l'haleine revêt la senteur, affreusement gangreneuse, de la sanie brunâtre qui s'écoule de la bouche.

Dans l'angine gutturale inflammatoire, l'odeur infecte de l'haleine peut se rattacher autant à la phlegmasie locale qu'à l'embarras gastrique, toujours concomitant. Dans l'*ozène amygdadien*, l'expiration buccale est fétide, pendant que l'haleine nasale reste normale ; et l'on remarque que les repas atténuent singulièrement l'état punaisique, habituellement dû, dans ces cas, à une amygdalite chronique. Cette amygdalite donne naissance à des concrétions jaunâtres, caséiformes, auxquelles viennent se mélanger des détritus alimentaires. Dans de grands efforts d'expiration (toux, bâillement, éternûment), les malades expulsent ces concrétions. Ecrasées, elles répandent la plus horrible fétidité. A l'analyse, Liégeois y a trouvé des épithéliums, de la cholestérine, divers cryptogames buccicoles.

A ce propos, Wigan a prétendu (*London med. Gaz.*) que la cause la plus fréquente de l'haleine fétide réside dans les amygdales. Il est certain que souvent ces glandules sont le siège d'altérations chroniques, méconnues et encore mal déterminées. Rottenstein a même signalé une affection buccale dans laquelle amygdales, langue et follicules muqueux subissent une sorte de dégénérescence stéatomateuse : alors, la bouche est la proie d'abondants leptothrix, et l'haleine répand la plus abominable fétidité.

Dans les abcès du voile du palais, du pharynx et des amygdales, l'odeur est, surtout au moment où le pus se fait issue, abominablement fétide : cela tient, pour nous, à la macération dans le pus des nombreux détritus épithéliaux produits, dans les inflammations buccales, par la plus active prolifération.

Dans l'angine maligne ou gangreneuse de Foterghill, les liquides sécrétés dans la gorge donnent à l'haleine l'odeur repoussante et caractéristique du sphacèle. Dans la diphtérie, l'odeur se rapproche plutôt de celle de la putréfaction : et, comme ont su le faire remarquer Krishaber et Peter, elle survient lentement et à une période avancée de l'affection, au lieu de s'installer brusquement, *ab initio*, comme dans l'angine gangreneuse.

En matière de *cacostomie*, l'École moderne a fait aux microbes une grande place, pour l'explication des fermentations bu cales. Mais parmi les centaines de microbes qui trouvent, dans ce milieu, leur étuve de culture, humide et chaude à point, nous n'avons guère à signaler, comme agent pathogène de fétidité, que le *bacille de Miller* (1896) comme conférant aux dents gâtées leur insupportable odeur. La plupart du temps, la fétidité vraiment buccale est due à l'insuffisance d'hygiène, qui laisse en décomposition des fragments alimentaires dans les anfractuosités de la boucbe et des dents, développe des affections alvéolaires ou gingivales dyscrasiques, chez les syphilitiques, les buveurs, les intoxiqués par le phosphore, les iodures, l'arsenic, le mercure. Gubler rattache la stomatodysodie repoussante des jeunes filles chlorotiques à un certain degré de gingivite scorbutique, et à la décomposition du sang dans les gencives. Descuret donne, pour cette raison, une grande importance à la douceur de l'haleine, signe de santé bucco-dentaire et de santé générale chez les nourrices.

D'après Magitot (*Gaz. méd.*, 1866, et *Traité de la carie d*[re], 1876, p. 35), l'ivoire qu'a ramolli la carie ne présente qu'une odeur faible, mais nauséeuse. On la reconnaît sans peine, dans l'haleine des malades qui, par causes générales, sont atteints de caries dentaires multiples (fièvres graves, maladies chroniques, puerpéralité, etc., etc.).

Lorsque, dans la carie, l'odeur de l'haleine devient fécale et putride, cela tient toujours à la putréfaction, dans les anfractuosités dentaires cariées, du mucus ou des particules alimentaires accumulées; alors, se forment des composés ammoniacaux divers (Reuling, *Th. de Giessen*, 1854), et se produisent d'innombrables leptothrix (Rottenstein). Dès 1869, on sait que Lemaire constatait, dans l'air expiré des sujets atteints de caries dentaires, la présence de nombreuses bactéries et de micrococus variés...

Quant à l'odeur gangreneuse de cause odontopathique, elle ne saurait s'observer, dans l'haleine, que s'il y a une pulpite ou une pulpopériostite terminées par sphacèle.

Le port de dentiers est une cause de fétidité, soit qu'il persiste des fistules ou des périostites, soit que l'ajustage defectueux de l'appareil permette aux parcelles alimentaires d'y séjourner et d'y fermenter (David).

*
* *

Faute de pouvoir lui faire, dans l'histoire de l'haleine, une place définie, nous citerons ici, sans commentaires, une curieuse observation consignée, en ces termes, par le Dr Tavignot, dans la *Revue médicale de Toulouse* (1873). « Le nom d'haleine *safranée*, que je donne à celle des personnes affectées de glaucome, ne rend certes pas d'une manière absolue l'impression produite : elle s'en rapproche plus ou moins, voilà tout; et je n'ai voulu exprimer qu'une simple analogie. Je n'ai pas souvenance d'avoir trouvé une seule fois en défaut ce signe nouveau[1]. »

1 Les déductions thérapeutiques touchant l'haleine d'origine buccale sont placées à la fin du chapitre suivant, après l'étude osphrésiologique des crachats : la fétidité des crachats est, en effet, justiciable des mêmes moyens curatifs.

CHAPITRE III

L'ODEUR DES CRACHATS

La spuition gingivo-buccale ou amygdalienne n'est pas comprise dans l'expectoration proprement dite ; je l'ai rapportée, pour plus de méthode, à l'histoire de l'haleine buccale.

A l'état normal, la salivation et le mucus des premières voies ont une odeur peu marquée. Elle n'est que fade et légèrement nauséeuse. Dans le rhume et la bronchite simple, l'odeur des crachats trachéo-bronchiques est ordinairement aussi nulle. Quand l'expectoration, toutefois, vient à renfermer, en certaine quantité, des éléments du pus, des éléments du sang, et surtout des fibres élastiques plus ou moins altérées, alors l'odeur revêt un caractère douceâtre particulier, que l'on constate et que l'on peut reconnaître, en sentant, par exemple, le crachoir d'un phtisique.

Tous les cliniciens connaissent l'odeur spéciale qui s'exhale d'un milieu où sont réunis plusieurs malades atteints de tuberculose confirmée, et le professeur Ferran vient, dans une communication récente, de nous montrer, d'une part, que cette odeur est produite par une forme saprophytique du bacille de Koch, et, d'autre part, que l'on peut se servir de cette caractéristique pour diagnostiquer la tuberculose dans les crachats les moins riches en bacilles tuberculeux. Cette découverte, si elle est confirmée, a donc une grande importance, l'odorat suppléant, ici, aux insuffisances des antres sens.

M. Ferran procède, comme nous l'avons déjà dit, en aidant, dans les crachats ou autres produits provenant d'ulcérations tuberculeuses, la pullulation de ce bacille saprophytique qui accompagne le bacille de Koch et qui sécrète une assez grande quantité de spermine. Pour cela, il prend du sérum de mouton immunisé à l'aide de ce bacille spermifère. Il mélange dans un vase stérilisé 10 centimètres cubes de sérum avec 3 ou 4 millimètres cubes d'un crachat suspect, et il laisse le tout à l'air libre dans un milieu où la température est de 37° environ. Au bout de trente-six heures et parfois avant, en approchant les narines de la surface du sérum, on perçoit nettement l'odeur de sperme humain due à la spermine produite par le bacille qui est, ainsi que l'a établi Ferran, la compagne inséparable du bacille de Koch. Cette méthode donne des résultats positifs, même dans les cas où le bacille de Koch échappe à l'examen microscopique ; au contraire, lorsque les crachats ne proviennent pas d'un malade atteint de tuberculose, l'odeur de spermine n'apparaît pas.

Dans la gangrène du poumon, l'odeur des crachats présente, au début, une insupportable fadeur, dépourvue, d'abord, de fétidité proprement dite. Puis, l'odeur devient piquante, aigrelette, pour faire bientôt place à la senteur infecte et hydrosulfurée du putrilage, et même du baquet de macération anatomique. Fréquente chez les aliénés, cette odeur annonce toujours le sphacèle pulmonaire (1847, *Fischel de Prague*), que deux théories, trop exclusives, attribuent, soit à la déchéance vitale des malheureux habitants des asiles, soit aux corps étrangers fréquemment déglutis par les aliénés.

Assez justement comparée à l'odeur du plâtre récemment gâché, l'horrible senteur de l'expectoration gangreneuse nécessite impérieusement l'isolement des malades. Cette odeur tue littéralement les mouches, *dont les crachoirs sont pleins* (Wynne Foot). La chimie a constaté qu'elle est due, presque entièrement, à l'acide valérianique. La glycohémie semble un obstacle à la production de cet acide. Monneret (1839), Scott (1858), Griesinger (1859), Charcot (1861), Bertail (1873), etc., ont successivement constaté que, lorsque la gangrène pulmonaire survient chez un diabétique, l'odeur caractéristique de l'expectoration fait ordinairement défaut.

Parfois, cette atroce odeur des crachats gangreneux (odeur sur laquelle nous nous sommes suffisamment expliqué dans l'étude de l'haleine), cette odeur est remplacée, au bout d'un jour ou deux, par une odeur mielleuse désagréable. La constatation de ce fait est d'un vif intérêt pronostique : « C'est, dit Trousseau, le caractère spécifique de la forme *curable* de la gangrène pulmonaire ».

De l'étude étiologique faite récemment par M. Lejeune, il résulte, d'une façon générale, que les expectorations fétides se montrent dans la gangrène pulmonaire, quelle que soit sa cause, pourvu que le foyer s'ouvre dans les bronches et dans les affections suppuratives qui permettent aux sécrétions de séjourner dans la poitrine au contact de l'air. Pour que cette stagnation, qui permet aux liquides de se putréfier, se produise, deux conditions sont nécessaires : d'abord, la déclivité du réservoir ne permettant pas l'écoulement constant du contenu ; ensuite la diminution ou la perte de sensibilité des bronches. Dans de telles conditions, le réflexe de la toux ne se produit plus et les crachats peuvent rester au contact de l'air pendant un temps fort long. C'est ce qui se rencontre dans la pleurésie purulente et dans la bronchite chronique avec dilatation des bronches.

Dans les ectasies des bronches, longtemps la clinique eut le tort d'attribuer l'odeur alliacée fétide de l'expectoration à une sorte de processus gangreneux, limité aux extrémités bronchiques. Très souvent (en clinique, il ne faut jamais dire *toujours*), la fétidité résulte d'une modification sécrétoire, ichoreuse, particuculière. Le croupissement de la sécrétion dans les ectasies, surtout sacciformes, ajoute incontestablement à leur senteur repoussante. C'est ce qui se produit également dans les liquides de certaines cavernes tuberculeuses. La présence des cristaux de margarine et cholestérine, cryptogames, vibrions, cercomonades (Kannenberg), etc., implique forcément la décomposition des matières grasses du muco-pus, et la formation d'*acides odorants* du groupe $C^n H^n O^4$ (acides butyrique, acétique, formique...)

Bamberger a également reconnu, dans ces crachats, la présence d'AzH^3 et de HS. Tous ces produits odorants, remarquons-le, constituent des substances éminemment volatiles. Or, la clinique nous montre précisément que la fétidité des crachats n'est jamais plus marquée qu'au moment de leur expulsion, et qu'elle s'atténue singulièrement par le séjour dans le crachoir,

Quand la gangrène bronchique existe à l'état superficiel, la fétidité des crachats est toujours moins âcre et manque fréquemment. Pourquoi? — C'est que les petits ramuscules bronchiques sont oblitérés par la phlegmasie, et empêchent ainsi le foyer de sphacèle de communiquer avec l'air, cet indispensable élément de la fermentation putride. Au contraire, dès que des rameaux bronchiques d'un calibre un peu important viennent à être touchés par la gangrène, l'odeur de l'expectoration est manifeste et *sui generis*.

Il faut bien admettre aussi que les crachats (en dehors de toute ectasie, gangrène ou décomposition par rétention), sont parfois susceptibles de répandre une odeur fétide : « De même qu'il y a un ozène vrai sans ulcérations, de même, il existe une véritable punaisie essentielle des bronches » (Bouchut). L'odeur, dans ces cas, rappelle plutôt celle de la carie dentaire ou des fèces que l'odeur de macéré animal, de putrilage, de la gangrène du poumon. Trousseau a écrit que « dans certaines épidémies de grippe, ou sous l'influence de la diathèse herpétique », le flux des bronches peut prendre une puanteur extraordinaire, qui cesse avec la phlegmasie spéciale ayant déterminé le flux. L'illustre observateur rapporte le cas d'un sujet atteint d'expectoration fétide, sans bronchorrée, mais d'origine herpétique. Ce malade fut forcé d'aller *vivre seul* à la campagne, et de rompre toute relation sociale. Quinze ans après, il vivait encore dans sa retraite, plein de santé, mais conservant *intégralement* son odieuse infirmité.

En mai 1857, Laycock décrit, dans le *Medical Times*, sous le titre « *On fetid bronchitis* », un syndrome pathologique, où il attribue la modification odorante de la sécrétion bronchique à une origine nerveuse. Il publie trois faits, appartenant à des malades atteints d'alcoolisme, d'encéphalite et de toxémie palustre, qui rendaient des crachats d'*une fétidité stercorale*. Laycock y constate la présence de la méthylamine, de l'acide acétique, et surtout de l'acide butyrique, en proportions notables. Six ans après, Lebert, en son *Anatomie pathologique*, écrit que la présence, dans les crachats, de l'acide butyrique, caractérise la bronchite fétide, comme celle de l'acide valérianique la gangrène pulmonaire. Laycock et Lebert ont parfaitement vu la séparation clinique de la « *fetid bronchitis* », d'avec les bronchites de l'ectasie et le sphacèle du poumon. Mais ils eurent le tort de croire à la constante bégninité de la nouvelle forme morbide. Il y a lieu de distinguer en effet (Dietrich, G. Sée), une bronchite *fétide* et une bronchite *septique*. Cette dernière est fort grave. Elle est, anatomiquement, caractérisée par des vibrions qui se développent en quantité dans le liquide bronchique, et qui, secondairement, infectent l'organisme par leur résorption dans le torrent circulatoire.

On a cherché depuis longtemps l'élément pathogène de la fétidité dans les crachats. Dittrich le plaçait dans ces petites particules solides désignées, depuis, sous le nom de bouchons de Dittrich. Traube partagea cette opinion et, plus tard, Jaffé et Leyden, reprenant l'étude de ces bouchons, y découvrirent des bâtonnets et des filaments auxquels ils donnèrent le nom de « leptothrix pulmonalis ». Successivement, on attribua la putridité à l'actinomycose (Canali), à l'oïdium albicans (Rosenstein), à des sarcines (Fischer), au bactérium termo (Marfan), enfin à des staphylocoques divers (Luminger) et à un bacille spécial long de 2 μ, arrondi à ses extrémités et un peu recourbé. Ce bacille ne se cultiverait ni sur la gélatine, ni sur la pomme de terre, mais très facilement sur la gélose et sur le sérum sanguin.

Il faut, évidemment, pour entraîner la fétidité des expectorations, l'intervention d'un facteur à processus fermentatif. C'est ainsi qu'un simple débris alimentaire, introduit dans les voies aériennes, peut solliciter l'expectoration fétide, grâce au concours des bacilles amenés avec le corps étranger, saprophytes cultivant sur une muqueuse dilatée ou anormale.

Dans la couche sédimenteuse inférieure des expectorations, les particules désignés par Dittrich sous le nom de bouchons *myotiques*, de couleur brunâtre, se laissant facilement écraser et dégageant une odeur fétide, recèlent toujours des schizomycètes, des éléments cellulaires, des leptothrix, des staphylocoques et de l'acide sébacique (Virchow), sans qu'il soit possible d'attribuer l'expectoration fétide à l'un de ces éléments.

Noïca et Toupet ont enfin démontré, dans ces derniers temps (1899), que l'expectoration fétide est fréquemment due à la présence du *colibacille*. La déchéance physiologique, la misère, sont les grandes causes reconnues de cette bronchite spéciale.

D'après Chomel, l'odeur *alliacée* des crachats appartient ordinairement au pus formé dans la plèvre et rejeté au travers du parenchyme pulmonaire perforé.

Les crachats qui viennent d'un épanchement pleural, avec ou sans pneumothorax, répandent, en général, une odeur alliacée faible. Mais souvent, le poumon a été enflammé dans sa portion qui avoisine l'épanchement. Alors, une fétidité remarquable des crachats vient parfois révéler le sphacèle bronchique. Lorsqu'une senteur analogue se manifeste dans les vomiques succédant à la pneumonie, cette senteur porte également avec elle une importante annonce séméiologique : il s'agit du sphacèle des parois du foyer pyogénique. Cette odeur ne se retrouve jamais dans les vomiques pleurales : elle sert donc singulièrement le diagnostic dans les cas douteux, qui, on le sait, sont très fréquents.

Leyden (*Archiv. für pathol. Anat.*, B. IV, p. 414) dit qu'il a constaté, à trois reprises, dans des empyèmes vidés par les bronches, des crachats d'odeur spéciale, rappelant celle des vieux fromages ou du petit-lait fermenté, et partant, très distincts (comme il le remarque lui-même) des crachats de gangrène pulmonaire et de bronchite putride. A l'analyse des matières expectorées, Leyden trouva toujours de la tyrosine. Il attribue à ce corps l'odeur constatée.

Les trois malades ont guéri, du reste, et cette guérison est assez la règle.

Comme signe de l'apoplexie pulmonaire, Noël Guéneau de Mussy, à diverses reprises, a insisté sur l'odeur alliacée, aigrelette des crachats. Dans notre chapitre de l'*haleine,* nous nous étendons à loisir sur cet intéressant symptôme osphrésiologique. Ajoutons seulement, ici, que, lorsque le sphacèle partiel vient à succéder à l'hémorragie pulmonaire (ce qui n'est pas rare), l'odeur de raifort, l'odeur antiscorbutique de G. de Mussy, font place à celle de la gangrène : ce qui sert inconstestablement le diagnostic et le pronostic aussi.

A une époque avancée du cancer pleuro-pulmonaire, assez souvent on observe, dans les produits expectorés, une fétidité marquée. Malheureusement, elle ne saurait rien avoir de pathognomonique, n'étant que le simple produit d'une gangrène pulmonaire, plus ou moins étendue, qui a compliqué la lésion carcinomateuse protopathique.

La senteur franchement urineuse des crachats indique toujours qu'une collection rénale communique avec les bronches et se vide par celles-ci, comme dans l'observation classique de de Haen, où l'on voit un abcès du rein ouvert dans la trachée, après avoir passé par le diaphragme, la plèvre et le poumon ulcérés.

*
* *

Les *ingesta* modifient, sans conteste, l'odeur des crachats. Mais ces modifications sont, généralement, peu appréciables. La plupart des faits réunis sous ce paragraphe nous ont paru peu concluants. Nous en dirons autant des expériences nombreuses que nous avons instituées.

Toutefois, il est certain que les odeurs du goudron, du copahu, des térébenthines, et surtout de la créosote de hêtre et de l'eucalyptol passent dans les produits de l'expectoration. Elles y passent, il est vrai, bien atténuées.

Niepce père a constaté que l'usage prolongé des eaux d'Allevard donne à l'expectoration l'odeur du sulfure potassique. Avec Enghien et Eaux-Bonnes transportées, nous avons essayé des expériences, qui ne nous ont donné aucun résultat digne de mention. Des observations faites aux griffons, dans les stations de Schinznach et de Saint-Honoré, ne furent pas plus positives.

*
* *

Haleine buccale et crachats : Déductions thérapeutiques.

A étiologie inconnue ou incertaine, thérapeutique nulle ou flottante; si, au contraire, votre diagnostic osphrésiologique est bon, vous combattrez avec presque certitude de vaincre. C'est ainsi que les éméto-cathartiques, les absorbants physiques, l'antisepsie interne triompheront de la cacosmie d'origine digestive. C'est ainsi qu'en neutralisant l'acidité salivaire, nous pouvons enrayer les fermentations buccales. Quant au sérieux nettoyage des foyers septiques à interstices abordables, il faut toujours le pratiquer directement, cela va sans dire.

Il est des cas rebelles au traitement le plus suivi. On peut en conclure à une cacosmie constitutionnelle et conseiller au sujet de suivre, à la lettre, les préceptes excellents que donne Ovide, au livre III de l'*Ars amatoria* : « Oscula clausa dato » ne parler jamais à jeûn sans se tenir à distance de l'interlocuteur. L'histoire rétrospective nous apprend, d'ailleurs, que les Romaines mâchaient une sorte de pâte à la menthe poivrée pour se donner une haleine fraîche et suave, leurs époux ayant contracté l'habitude de les embrasser sur la bouche pour constater qu'elles n'avaient point bu de vin (la dipsomanie, sous les Césars, était si commune, que l'on avait été obligé de faire une loi punissant de mort toute femme prise buvant du vin).

Soins de la bouche. — On remédie à la mauvaise haleine d'origine dentaire par les extractions, les pansements, les plombages. Les poudres et élixirs dentifirices, ainsi que les nettoyages (au moins annuels) suppriment le tartre dentaire et les fermentations malodorantes qui en dérivent. L'usage répété du rince-bouche et du cure-dents obvie aux putréfactions alimentaires dans les anfractuosités et interstices. Quand les gencives sont molles, on les badigeonne avec un glycérolé de pyrèthre, ratanhia et cochléaria et l'on fait de l'antiseptie buccodentaire à l'aide de gargarismes fréquents avec 10 grammes d'acide phénique, 5 d'acide thymique et 3 d'acide benzoïque, pour 1000 grammes d'infusion d'eucalyptus. Les pastilles de chlorate de potasse *sans sucre* ou les frictions locales de poudre de chlorate sont aussi à conseiller.

Les poudres à base de résorcine et de salol sont à préférer, comme dentifrices, chez les cacosmiques : on y adjoint du clou de girofle porphyrisé comme parfum et du carbonate de magnésie comme excipient [1].

1 Voir mon *Hygiène de la beauté* (onzième édition) et mon *Formulaire pratique* (dixième édition).

Je publie, au surplus, quelques-unes de mes formules favorites, applicables à la fétidité d'origine buccale.

Le peroxyde d'hydrogène à 2 p. 100, le permanganate de potasse à 2 p. 1000, triomphent promptement de la fétidité due aux stomatites : s'il y a des ulcérations trop nombreuses, il ne faut pas hésiter à les saupoudrer d'iodoforme, recouvert de gaze aseptique. Si la fétidité est amygdalienne, on l'attaquera, à la fois, par les badigeonnages et par la discision, ainsi que par les pulvérisations intranasales avec de la vaseline parfumée :

℞ Vaseline liquide . . . . 20 gr.
Essence de géranium . . . . . . 4 gouttes.

ou des prises avec une poudre aromatique :

℞ Sucre de lait. . . . . } ââ 10 gr.
Racine d'iris. . . . . }
Menthol. . . . . 0,25 à 0,50.
à pulvériser très finement (Lermoyez).

Les pastilles de chlorate de potasse et de borate de soude comprimées (*sans sucre ni gomme*) entretiennent la pureté et la fraicheur de l'haleine chez les gros mangeurs.

Voici une formule de pastilles plus efficace encore :

℞	Extrait de ratanhia.	15 gr.
	Magnésie lourde.	20 —
	Cannelle et girofle pulvérisées. .	30 —
	Saccharine	10 —
	Salol.	15 —
	Gomme adragante.	100 —

M.

pour faire des pastilles de 0,50 (Monin).

CRÉOSOTE CONTRE L'ODEUR FÉTIDE DENTAIRE

Créosote	4 gr.
Alcool rectifié	60 —

M. D. S. — Versez-en, goutte par goutte, dans l'eau jusqu'à ce qu'elle se trouble et brossez les dents.

PASTILLES CONTRE LA FÉTIDITÉ DE L'HALEINE (Smith).

℞	Café torréfié et pulvérisé.	75 gr.
	Charbon pulvérisé	25 —
	Acide borique pulvérisé	25 —
	Saccharine.	0,65
	Teinture de vanille	Q. S.
	Mucilage de gomme	Q. S.

F. S. A. des pastilles de 0,70 chacune.

MOLLESSE ET DÉCOLORATION DES GENCIVES (Combe).

℞ Teinture de pyrèthre. . . . . 15 gr.
— de gaïac. . . . . ⎫
— de myrrhe. . . . . ⎬ ãã 4 gr.
— thébaïque . . . . ⎭
— de coquelicot. . . . . Q. s. pour colorer.

M.

Badigeonnages matin et soir.

STOMATITE CATARRHALE (Monin).

℞ Eau de fleurs d'orangers . . . . 300 gr.
Glycérine très pure . . . . 50 —
Acide borique. . . . . ⎫ ãã 1 gr.
Acide salicylique. . . . . ⎭
Chlorate de potasse. . . . . 8 gr.
Essence de myrrhe. . . . . 16 gouttes.

M. S. A.

Pour gargarismes et lavages buccaux.

STOMATODYSODIE

℞ Infusion de sauge . . . . 250 gr.
Glycérine pure . . . . 30 —
Teinture de myrrhe . . . . . . ⎫ ãã 12 gr.
— de lavande . . . . ⎭
Liqueur de Labarraque . . . . 30 gr.

M.

Pour lavage de la bouche. (Monin).

℞ Décoction de fleurs de camomille. 300 gr.
Glycérine anglaise . . . . 80 —
Eau chlorée. . . . . 15 —
F. S. A.

En gargarisme. (Monin).

℞ Eau distillée de menthe poivrée . 500 gr.
Hydrolat de laurier-cerise . . . 60 —
Borate de soude. . . . . 25 —
M.

En gargarisme. (Monin).

℞ Bromo-chloral . . . . 20 à 30 gouttes
Eau sucrée (une cuillerée à thé).
M.

Excellent collutoire pour débarrasser l'haleine de l'odeur du tabac. Le médicament lui-même est inodore.
(C. Graham).

℞ Permanganate de potasse 0,05
Eau distillée . . . . 30 gr.

Mettre une petite quantité dans un verre d'eau pour se gargariser. (Jarisel).

POUDRE DENTIFRICE (Foustanos).

℞ Craie préparée . . . . 6 gr.
Carbonate de magnésie . . . . } ãã 3 gr.
Extrait de ratanhia. . . . . . . }

Essence de girofle.	âà 6 gouttes.
— de cannelle	
— de menthe	

M. S. A.

EAU DENTIFRICE ALCALINE (Vigier).

℞ Eau distillée	980 gr.
Bicarbonate de soude.	âà 20 gr.
Alcoolat de menthe	
Carbonate de magnésie.	2 gr.
Essence de menthe surfine	20 gouttes.

M. S. A.

Faites dissoudre le sel dans l'eau contenant l'alcoolat.

En fait d'autres eaux dentifrices, dont l'usage peut être recommandé, M. Miller cite celle que préconise M. Schlenker et dont voici la formule :

℞ Thymol	0,30
Sirop de cochléaire.	âà 30 gr.
Alcoolat de mélisse.	
Teinture de ratanhia	10 gr.
Essence de menthe poivrée . . .	0,50
Essence de girofle	1 gr.

M.

Verser vingt gouttes de cette mixture dans un demi-verre d'eau.

MIXTURE TONIQUE ET ANTISEPTIQUE (Monin).

℞	Alcool de menthe	160 gr.
	Acide phénique pur cristallisé . .	20 —

Quelques gouttes dans un peu d'eau tiède pour brosser les dents et rincer la bouche matin et soir.

PASTILLES DE CHLORATE DE CHAUX

℞	Chlorate de chaux.	2 gr.
	Sucre vanillé	100 —
	Cachou	15 —

Mucilage de gomme adragant, quantité suffisante. Faites des pastilles de 1 gramme, une à dix par jour.

TABLETTES DE MAGNÉSIE

℞	Magnésie calcinée	1 gr.
	Sucre	8 —
	Muscade	0,20

Mucilage de gomme adragant, quantité suffisante.
Faites des tablettes de 1 gramme, cinq à dix par jour.

Ces tablettes conviennent surtout dans les fétidités d'haleine dues à des affections des voies digestives, aux dyspepsies, aux acidités.

Les pastilles de bicarbonate de soude, autrement dites de Vichy, conviennent également en ces circonstances.

OPIAT DENTIFRICE (Monin.)

℞ Magnésie décarbonatée		20 gr.
Chlorate de potasse	}	
Acide borique	}	ãã 4 gr.
Laque carminée	}	
Tartrate acide de potasse		2 gr.
Glycérine très pure		Q. S. pour une pâte.
Saccharine		0,50
Essence de géranium rosat		15 gouttes.
Essence de romarin		8 —

M. S. A.

La saccharine, par ses propriétés antifermentescibles, remplace, avec avantages, le sucre et le miel, seuls usités naguère dans les opiats dentifrices, et qui ont à leur actif la production de tant de caries.

ELIXIR DENTAIRE (Monin).

℞ Alcoolé de romarin	}	
Teinture de vanille	}	ãã 30 gr.
— d'eucalyptus	}	
— de thym		20 gr.

Acide borique.	10 —
Essence de girofle.	4 —
Carmin	3 —
Acide chlorhydrique fumant. . .	2 gouttes.

Une cuillerée à café dans un demi-verre d'eau tiède, pour l'antisepsie buccale.

On peut, pour varier, faire usage d'une crème ainsi composée :

℞ Fleur de soufre	50 gr.
Magnésie calcinée	40 —
Menthol	2 —
Glycérine	Q. S.

Pour faire une pâte fluide que l'on colore avec un peu de cochenille ammoniacale.

Cette pâte a l'avantage d'être antiseptique et de constituer par son usage un excellent préventif de la gingitive infectieuse. C'est par une hygiène continuelle de la bouche, basée sur les notions modernes de l'infection, qu'on peut espérer conserver longtemps des dents, mêmes mauvaises (Bardet).

GARGARISME CONTRE LA MAUVAISE HALEINE (Monin).

℞ Eau distillée de cannelle . . . } āā 500 gr.
Alcoolé de menthe. . . . . . }
Chlorure de chaux récent. . . . 4 gr.
M. S. A. (Agitez.)

Pour s'en servir, couper cette mixture avec moitié d'eau tiède.

PASTILLES CONTRE LA MAUVAISE HALEINE (Cazenave).

℞ Café en poudre . . . . 45 gr.
Charbon végétal. . . . . 16 —
Sucre en poudre. . . . . 15 —
Vanille . . . . 15 —
Mucilage de gomme du Sénégal . Q. S.
M. pour faire des pastilles de 1 gramme (5 à 6 par jour.)

GARGARISME CONTRE LA FÉTIDITÉ DE L'HALEINE (Lennox Browne).

Acide salicylique. . . . . 4 gr.
Saccharine . . . . } āā 1 gr.
Bicarbonate de soude. . . . . . }
Alcool. . . . . 200 gr.
Essence de menthe . . . . X gouttes.

F. s. a. une solution, dont on verse une demi-cuillerée à café dans un verre d'eau tiède préalablement bouillie, pour se gargariser plusieurs fois par jour, dans le cas de fétidité de l'haleine. — On peut recourir dans le même but à la solution suivante : Salol, 3 grammes, alcool, 120 grammes, dont on verse une cuillerée à café dans un verre d'eau tiède pour gargarismes.

DENTIFRICE POUR LES PORTEURS DE PIÈCES DENTAIRES

℞	Alcoolé de cresson du Para. . .	50 gr.
	Teinture de cachou ou de ratanhia.	10 gr.
	Thymol pur	ãã 0,50
	Essence de thym	

Vingt gouttes dans un demi-verre d'eau trois fois par jour en gargarismes. On évite ainsi la fétidité buccale.

Dans la fétidité d'origine gastro-intestinale, il faut s'efforcer d'activer les fonctions de la peau par les bains, les frictions, le régime alimentaire exempt d'aliments fermentescibles, corrupteurs de l'haleine la plus pure. Pour être à la hauteur de cette tâche aseptique, parfois difficile, il est indispensable d'être parfaitement édifié sur les causes et les symptômes des dyspepsies gastro-intestinales et hépatiques. Médecins et malades pourront trouver tous les détails du traitement hygiénique et médicamenteux dans mon ouvrage récent : *Les Maladies de la Digestion* (Doin, éditeur).

Le traitement de l'haleine pulmonaire et des crachats fétides doit être, d'abord, général et se confond avec celui de la maladie des voies aériennes qui se trouve en litige. Laycock conseille la strychnine, pour faciliter l'expectoration et empêcher les stagnations sécrétoires capables de fermenter : un granule d'un milligramme d'arséniate de strychnine, trois fois par jour, réussit très bien, surtout si l'on y joint une potion au chlorure d'ammonium ou à l'esprit de Sylvius, avec de la tisane de polygala.

L'eucalyptol, à la dose de 3 à 4 grammes par jour en potion (Bucquoy) ou en injections hypodermiques, dissous dans l'huile d'olive stérilisée (10 p. 100) a donné de certains succès, ainsi que l'hyposulfite de soude (à la dose de 5 à 6 grammes par 24 heures).

Quand la fétidité est d'origine laryngée, Fauvel conseille des inhalations faites deux fois par jour, pendant cinq minutes chaque fois, avec le pulvérisateur à vapeur, chargé du liquide suivant :

℞	Eau distillée	500 gr.
	Eau laurier-cerise	50 —
	Acide phénique	0,50
ou	Acide thymique.	2 gr.

En outre, sauf dans le cas de paralysies hystériques, on administre l'iodure de potassium à haute dose, longtemps continué avec des intermittences. Fauvel a obtenu ainsi des guérisons inespérées. Au fur et à mesure que la paralysie diminue, l'odeur alliacée s'atténue également pour disparaître totalement quand la voix a repris son timbre normal.

Voici le traitement des bronchites fétides (Malbec) :

1° Faire toutes les deux heures des inhalations avec la solution suivante :

℞ Eucalyptol	4 gr.
Alcool à 90°	100 —
Eau	200 —

(Placer ce liquide dans un flacon dont le bouchon porte deux tubes : un tube droit plongeant dans le liquide servant à faire pénétrer l'air dans le flacon, — et un tube coudé, prolongé par un tube en caoutchouc qui permet d'aspirer l'air imprégné de vapeurs médicamenteuses).

2° Chaque jour prendre la potion suivante :

℞ Hyposulfite de soude.	4 gr.
Julep gommeux.	80 —

3° Prendre chaque jour quatre des pilules suivantes :

Créosote de hêtre	ää 0,05
Terpine	
Iodoforme	

F. s. a. une pilule N° 50.

4° Alimentation substantielle et fortifiante. Vie au grand air. *Saisons sulfureuses.*

Nous préférons à la créosote de cette dernière formule les capsules de terpinol à 0,20 (six par jour, aux repas). Le terpinol, bien toléré par l'estomac, s'élimine surtout par l'haleine, à laquelle il communique son odeur de jacinthe ou de gardénia. Je donne aussi dans les vingt-quatre heures, par cuillerées à soupe, la potion :

℞ Sirop de baume du Pérou. . . .	ãã 60 gr.
— de térébenthine	
Teinture de benjoin	2 gr.
— de quillaya	Q. S.
Benzoate de soude.	3 gr.
M.	(Monin.)

M. Grainger Stewart ayant à traiter un cas de dilatation bronchique fétide, chez un homme de trente-quatre ans, recourut aux injections intratrachéales de menthol et de gaïacol dans de l'huile d'olive, et dans les proportions suivantes :

Menthol	10 parties.
Gaiacol.	2 —
Huile d'olive	88 —

Les résultats furent des plus satisfaisants ; la fétidité de l'haleine et des crachats disparut rapidement, en même temps que ceux-ci diminuaient beaucoup, et que la température revenait à la normale ; puis, les symptômes généraux s'amendèrent, l'appétit revint et le malade augmenta rapidement de poids.

Si ce traitement avait échoué, M. Grainger Stewart ajoute qu'il aurait eu recours à une intervention chirurgicale, et il rapporte, à ce propos, un cas qu'il traita ainsi, avec succès, en 1887. C'était un homme de vingt-sept ans, atteint de dilatation bronchique et dans un très mauvais état général ; l'expectoration était extrêmement abondante et horriblement fétide. Toute fétidité disparut après l'intervention (*Brit. med. J.*).

En 1895, le Dr Richardière a conseillé, avec succès, dans la gangrène pulmonaire (*a fortiori*, dans la bronchite fétide) les inhalations d'oxygène gaïacolé, qui suppriment complètement l'odeur de gangrène, si difficile à neutraliser.

« Le mode d'emploi des inhalations de gaïacol ou de tout autre antiseptique volatil est extrêmement simple et ne nécessite pas d'instruments compliqués. L'appareil dont se sont servis les malades est l'inhalateur d'oxygène communément employé dans les hôpitaux. Le gaïacol était versé dans le flacon laveur. Les malades aspiraient ainsi de l'oxygène ayant barboté dans le gaïacol et mélangé aux vapeurs de cette substance. Les inhalations étaient aussi fréquentes que possible. On recommandait aux malades d'aspirer toutes les dix minutes quelques bouffées d'oxygène gaïacolé et de laisser les vapeurs aspirées en contact aussi longtemps que possible avec les voies aériennes » (*Union méd.* du 10 août 1895).

Les inhalations les plus pratiques à mon avis, sont celles de *térébène*, dont on verse une cuiilerée à café dans de l'eau bien bouillante, que l'on continue à faire bouillir. Le térébène peut être mélangé d'essence d'eucalyptus ou de teinture de tolu, s'il est trop irritant à l'état pur.

Disons encore un mot d'autres médications internes contre la bronchite.

L'*acétate de plomb* associé au *tannin* a été préconisé par Traube.

℞	Acétate de plomb	0,50
	Tannin.	3 gr.
	Conserve de roses.	Q. V.

pour 50 pilules. En prendre cinq par jour à deux heures d'intervalle.

Le *myrtol* du commerce ou essence de myrte plus ou moins rectifiée, a été considéré par Eichhorst comme le traitement désinfectant et désodorisant par excellence dans la bronchite putride. D'après cet auteur, il est bien préférable à l'essence de térébenthine. Eichhorst prescrit, toutes les deux heures, deux ou trois capsules de 0,15 de myrtol.

Enfin, *pour la désinfection des crachats dans le crachoir*, l'acide phénique, la naphtaline, le chlorure de zinc, le permanganate de potasse peuvent être employés avec autant de succès comme neutralisant l'odeur et en même temps les périls infectieux de l'expectoration.

CHAPITRE V

L'ODEUR DES VOMISSEMENTS ET ÉRUCTATIONS

Les recherches contemporaines ont fait mieux connaître les poisons du tube digestif et les nombreuses fermentations que l'on rencontre dans toutes les variétés du chimisme gastrique. On trouve, comme produits fermentatifs : acides, aldéhydes, acétones, syntonine, peptotoxine, indol, scatol, crésol, excrétine, hydrogène carboné et sulfuré, dus pour la plupart à des microorganismes (staphylococcus aureus, bacillus coli, sarcine, oïdium albicans, leptothrix buccalis, bacillus geniculatus, pyocyaneus, lactis, subtilis, amylobacter, megaterium, etc.), et répandant des odeurs plus ou moins désagréables et putrides.

Dans l'indigestion, les vomissements ont une

odeur aigre d'aliments fermentés, où généralement la senteur vineuse domine. Dans l'acescence infantile, leur acidité est excessive. Les vomissements muqueux du catarrhe gastrique ont une odeur faible, qui rappelle celle des huîtres. Les vomissements pituiteux sont inodores, constitués qu'ils sont, presque totalement, par la salive (*Frerichs*). Dans la dyspepsie causée par ferments anormaux, lorsque la fermentation lacto-butyrique se développe dans l'estomac, les vomissements présentent la plus grande analogie d'odeur avec l'eau sûre des amidonniers (*Bouchardat*. — Annuaire, p. 1880).

Les vomissements riziformes du choléra ont une odeur fade et spermatique, signalée par tous les écrivains.

Dans les empoisonnements aigus, l'odeur des vomissements et des éructations a souvent servi à dépister la nature du toxique ingéré : iode, chlore, acides, alcalis (ammoniaque), foie de soufre, gomme-gutte, etc. : huile camphrée

(*Lancet*, 17 janv. 1880). L'acide prussique donne aux vomissements l'odeur d'amandes amères ; l'acide acétique, de vinaigre (Orfila) ; le phosphore, d'ail ; le chloroforme, d'acétone. Les cantharides leur communiquent une odeur forte, nauséabonde et pénétrante, mais non putride, qui est caractéristique ; l'œnanthe, une odeur vireuse *sui generis* qui rappelle celle du céleri grillé (*Bloc. — Montpellier médical*, 1872-73)...

La bile vomie a parfois une odeur musquée très perceptible (Van Swieten), mais se reconnaît surtout à sa couleur. Dans la *gastro-succorrhée* de Rossbach, le liquide acide, vomi pendant les crises, possède l'odeur du vin blanc nouveau légèrement fermenté.

M. Boas a pu démontrer récemment la présence de l'hydrogène sulfuré dans le contenu stomacal de deux malades, atteints d'une ectasie gastrique modérée. Ce contenu présente une réaction acide ; il s'y trouve beaucoup de sarcines et différents spécimens de saccharomycètes. On n'a publié jusqu'à ce jour que 4 cas semblables.

D'après Senator, l'introduction subite d'une forte quantité d'hydrogène sulfuré dans l'estomac donne lieu à de l'intoxication. C'est par l'odorat qu'on perçoit le mieux l'hydrogène sulfuré ; si l'on a recours à la distillation, différentes bactéries qui existent dans l'estomac ont déjà produit de l'hydrogène sulfuré; c'est en le déplaçant par d'autres gaz qu'on l'obtient le mieux chimiquement.

Boas, dans son *Traité des affections de l'estomac et de l'intestin*, paru en 1892, signale ce fait, que, dans les dilatations de l'estomac de bonne nature, c'est-à-dire sans rapport aucun avec une tumeur maligne, la présence de l'acide sulfhydrique dans le contenu stomacal est relativement fréquente, tandis qu'elle fait habituellement défaut dans les cas de cancer de l'estomac.

L'exactitude de ces assertions a été reconnue par Zawadski (*Centralblatt für innere Medi-*

zin, 1894 n° 50) ; dans 4 cas d'insuffisance motrice de l'estomac, sans anomalie de la sécrétion chlorhydrique, cet auteur a pu constater la présence de l'hydrogène sulfuré dans le contenu stomacal. Il ajoutait que, vraisemblablement, le processus de fermentation qui aboutit à la mise en liberté de l'hydrogène sulfuré est fomenté par un des bacilles de la cavité buccale, décrits par Miller parmi les micro-organismes de la bouche, et possédant l'aptitude à mettre en liberté de l'acide sulfhydrique. Abelous, Rosenheim, Richter, avaient déjà insisté sur ce *processus* possible. En 1896, Strauss, de Berlin, trouva dans les vomissements sulfhydriques fétides d'une femme sujette à des crises gastriques, le *bacillus coli* et constata la présence de l'indol.

Kitasato (*Zeitschrift für Hygiene*, 1889. t. VII, p. 515) a été le premier à démontrer l'aptitude du colibacille à mettre en liberté de l'indol. Le fait a été confirmé par Lewandoski (*Deutsche medecin. Wochenschrift*, 1890,

p. 1186). D'autre part, Féré a démontré que cette mise en liberté d'indol exigeait, pour se faire, la présence de la peptone ou de l'albumine avec des ferments.

Dans trois cas d'ulcère simple de la paroi postérieure de l'estomac, M. Strauss a donc observé une variété de fermentation de la matière albuminoïde dans l'estomac, qui s'accompagnait d'une forte odeur de fromage, sans mise en liberté d'hydrogène sulfuré. Dans les trois cas le pancréas avait été mis à nu dans l'estomac, par suite des ravages de l'ulcération. M. Strauss soupçonne qu'il s'était fait, dans l'estomac, une véritable digestion pancréatique, avec mise en liberté de leucine et de tyrosine. (*Berliner klinische Wochenschrift*, 1896, n° 18, p. 385).

Le sang altéré, dans certaines hématémèses (ictère grave, typhus ictérode), répand une odeur putride qui se rapproche de l'odeur du sphacèle.

Dans la coprophagie, et rarement dans l'hystérie (Dieulafoy), les vomissements peuvent avoir l'odeur et la nature stercorales. Mais les vomissements dénommés *fécaloïdes* par Malgaigne annoncent ordinairement un étranglement externe ou interne intestinal, et parfois (mais très rarement) une péritonite herniaire, un étranglement faux (Cf. Fano, *in* Vidal de Cassis, t. IV, p. 182).

L'odeur de ces vomissements est horrible. Comparée à la viande pourrie, aux boyaux d'animaux, elle est d'autant plus prononcée que la coarctation siège plus bas. Ces vomissements proviennent probablement, comme le veulent Meckel et Malgaigne, de l'intestin grêle. Car il semble bien difficile que les liquides franchissent la valvule de Bauhin, quoique Barthez, Sauvages, de Haen, Van Swieten, Morgagni et beaucoup d'autres, affirment l'existence d'un pouvoir intestinal antipéristaltique assez marqué, chez certains sujets, pour faire revenir, par le vomissement, un lavement, quelques heures après son administration !

Nous considérons comme assez rationnelle l'opinion de Villemin (art. *Constipation* du Dict. de Dechambre), qui pense que l'odeur est due dans ces cas, à la diffusion des gaz intestinaux dans le chyme, qui subit, en un long temps d'arrêt, une fermentation analogue à celle du gros intestin. Cette théorie est d'autant plus rationnelle, que la physiologie nous montre le chyme commençant à revêtir l'odeur stercorale dans la dernière portion du jejunum. D'ailleurs, dans l'étranglement, l'odeur des matières vomies est d'abord fade, nauséeuse, et c'est graduellement que se prononce leur caractère stercoral proprement dit.

L'*éructation*, ce vomissement gazeux, porte avec lui, dans l'état de santé, l'odeur des *ingesta*, et notamment du vin, de l'ail, des œufs, et des subtances dures à digérer, telles que le boudin, les viandes bouillies, les radis, la choucroûte, certains poissons, etc. Quant aux médicaments, nous signalerons les éructations traîtresses succédant à l'ingestion du copahu. Dans les empoisonnements, nous ne reviendrons pas sur les indications précieuses que les éructations peuvent fournir à l'odorat du thérapeute et du légiste : elles sont adéquates à celles du vomissement.

Administré en cachets dans les dyspepsies, le salol donne lieu à des renvois aromatiques, dus à sa décomposition en présence du suc gastrique, et rappellent assez l'odeur de l'essence de Wintergreen.

Lorsqu'il y a insuffisance motrice de l'estomac (atonie, dilatation), les bactéries introduites par la mastication développent de désagréables éructations sulfureuses. Koziczkowki (*Deutsche mediz. Z.* 1898, p. 499) conseille d'adresser, d'abord, ces malades à un dentiste : car il affirme que les bactéries proviennent presque toujours, dans ces cas, d'une carie dentaire ou d'une stomatite gingivale. De son côté (*Arch. f. hyg.*, bd. 16), Stagnitta-Balistreri a trouvé que la formation d'hydrogène sulfuré par les bactéries est plus fréquente qu'on

ne le suppose ordinairement et dépend à la fois d'une propriété spéciale du protoplasma et de la nature de l'aliment fourni. Il n'a expérimenté que sur des microbes aérobies et a trouvé, à l'analyse, les quantités suivantes de sulfure formé dans un litre de divers milieux dont voici l'énumération :

Bouillon	0,0705
Bouillon peptonisé.	0,2131
Agar peptonisé	0,3016
Gélatine à 10 p. 100.	0,7051

Il démontre la présence de l'hydrogène sulfuré par l'emploi de la gélatine ferrugineuse de Fromme, qu'il prépare en ajoutant à de la gélatine ordinaire du saccharate, du tartrate ou de l'acétate de fer.

L'ingestion du fer réduit par l'hydrogène est, d'ailleurs, comme chacun sait, fréquemment suivie d'éructations sulfhydriques, dues à la réduction des sulfates contenus dans le sesquioxyde $Fe^2 O^3$, employé pour la préparation de *Ferrum ope hydrogenii reductum*. Il est bon d'être prévenu de ce fait, afin de rassurer les malades, prompts à s'effrayer de ces sortes de symptômes et de leur donner, de préférence, une préparation martiale organique (oxalate de fer, hémoglobine, etc.).

Dans la dyspepsie, l'éructation est, parfois, inodore. Elle indique, alors, une simple défaillance dans la tonicité de la tunique musculaire de l'estomac. Au contraire, les éructations aigres ou fétides' indiquent que les opérations chimiques du processus digestif sont plus ou moins défectueuses.

Dans le *catarrhe de l'estomac*, le suc gastrique, altéré, ne saurait continuer à exercer sur les aliments l'action conservatrice et antiputride qu'on lui attribue avec raison, depuis Spallanzani.

Parfois même le suc gastrique s'alcalinifie, et son pouvoir digestif sur les albuminoïdes disparaît : ceux-ci subissent la fermentation putride, et en dégagent les produits gazeux. Quant aux aliments amyloïdes, que deviennent-ils ? Ils s'oxydent également (probablement par contact), et produisent de l'acide butyrique. Puis, les matières grasses donnent naissance aux divers acides gras de la fermentation rancique. Enfin, le vin, la bière, le cidre, l'alcool et certains fruits (fraises, raisins) sont capables de subir la fermentation acétique. De ces diverses transformations chimiques des aliments, naissent, dans la gastrite catarrhale aiguë ou chronique (dyspepsie), des éructations d'une odeur complexe, désagréable. C'est cette odeur que, dans l'argot médical, on est convenu d'appeler *nidoreuse*.

Dans le *cancer gastrique*, les renvois affectent plus spécialement l'atroce senteur de choux pourris, d'œufs couvis. Souvent aussi, le nez est frappé par un relent aigre spécial, que communiquent à l'haleine l'éructation et le vomissement. Toutes les fois que nous avons constaté cette féteur, due probablement à l'acétone, les évacuations gastriques ne tardaient pas à prendre l'odeur chloroformée, et, vues au microscope, elles fourmillaient de *sarcines*.

Dans sa *Clinique de l'Hôtel-Dieu*, A. Trousseau signale la fréquence des renvois sulfhydriques au début de la goutte, et tous les praticiens corroboreront cette observation. Pour nous, ces renvois se rattachent probablement à des troubles mécaniques et sécrétoires de l'estomac, préludes obligés, comme le disait élégamment Lasègue, de la gamme pathologique, dans la diathèse urique. C'est à un état dyspeptique analogue, qu'il faut également rattacher les rapports nidoreux observés par bien des praticiens, au début du diabète. Ces rapports ont, toutefois, une cause peut-être plus directe encore : la nature de l'alimentation. Les diabétiques sont créophages par régime. Or, les gros mangeurs de viande ont des éructations nidoreuses fréquentes (*dyspepsies sulfurées* de Bouchardat), à cause de la décomposition chimique des albuminoïdes, engendrant toujours l'hydrogène sulfuré. Quant aux matières glycogéniques et grasses, nous avons vu, précédemment, quelles sont leurs transformations gastriques; on peut les résumer dans les formules suivantes:

$$C^6H^{12}O^6 = 2C^3H^6O^3 = C^4H^8O^2 + 2CO^2 + 2H^2O$$

$$C^6H^{12}O^6 = 2C^2H^6O + 2CO^2$$

CO^2 se dégage (*rapports incolores*).

$$C^2H^2O + 2O = C^2H^4O^2 + H^2O$$

etc., etc. [1].

1 Les déductions thérapeutiques se trouvent à la fin du chapitre V, étant communes à toutes les parties du tube digestif, dont on connaît l'étroite solidarité.

CHAPITRE V

LES ODEURS DES SELLES ET DES GAZ INTESTINAUX

« *Nobis sunt signa* », disait, de son temps, maître Rondibilis. C'est sûrement au détriment du diagnostic que le médecin a renoncé, peu à peu, à inspecter les selles. Malgré les désagréments et les dommages que cette inspection procure à l'odorat, nous avons le devoir de ne pas la négliger dans la pratique journalière.

L'indol et le scatol sont les principaux produits odorants dus à la décomposition des albuminoïdes par les microbes de l'intestin. A l'état normal, l'odeur des *fèces* est une odeur particulière, *sui generis*, qui n'a rien de l'odeur de la putréfaction (à moins toutefois que les matières n'aient fait dans l'intestin un trop long séjour). Une foule de conditions font varier, d'ailleurs, l'odeur des fèces : l'atmosphère où l'on séjourne (air confiné ou air libre), les absorbants (magnésie calcinée, craie préparée, charbon végétal), les *ingesta*, surtout. Toutes les substances odorantes (ail, musc, etc.) passent dans les fèces, plus ou moins modifiées, mais avec la plus grande facilité. L'alimentation animalisée accentue notablement l'odeur fécale, et rien ne ressemble moins aux excréments d'un Anglais carnivore que ceux d'un derviche abstème, exclusivement nourri de végétaux. L'odeur des excréments du citadin et celle des excréments du campagnard différent du tout au tout. Un confrère limousin m'affirmait que l'absence d'odeur est, dans sa région, la caractéristique proverbiale des excréments du paysan qui se nourrit presque exclusivement de châtaignes.

Les viandes faisandées, le fromage avancé, donnent généralement lieu à des selles diarrhéiques et fétides. L'absorption des conserves de mauvaise qualité procure des selles dont la senteur rappelle le fromage pourri. Chez les hyperchlorhydriques, elles rappellent la forte puanteur *de fauve* des animaux carnivores.

Tous les aliénistes ont noté l'épouvantable odeur des excréments chez les fous. C'est que le système nerveux, qui influe sur tous les phénomènes osphrésiologiques, étend aussi son remarquable empire sur l'odeur fécale. Il est d'observation vulgaire que les selles et les vents qui sont l'effet de la peur sont d'une puanteur insupportable. On observe aussi ce caractère chez des femmes à accidents nerveux du domaine de l'hystérie. Ledoyen et Giraud-Teulon ont observé que les fèces se décomposent d'autant plus vite qu'elles proviennent d'un sujet plus débilité au point de vue nerveux.

En se putréfiant, les fèces donnent lieu à divers produits de décomposition : éthylamine, méthylamine, HS, $Az\ H^4 S$, $Az\ H^4\ O.CO^2$, etc. — Homberg (Acad. de Paris, 1711) a constaté que les excréments humains, par une longue digestion dans un vase clos, acquièrent un parfum très fort d'essence d'ambre gris. Ce fait est dû à la grande quantité de bile que les fèces renferment; car l'on sait que la bile a une odeur normalement musquée, et que l'ambre gris est, partiellement du moins, un produit biliaire. C'est aux modifications de la sécrétion biliaire, et notamment à la décomposition de ses principes sulfurés (taurine) que Charles Robin (*Humeurs*, p. 803) attribue le *fumet* caractéristique des excréments : en effet, c'est au-dessus de l'abouchement des conduits biliaires qu'il se manifeste. Berzélius a obtenu l'*odeur d'excréments frais*, en mélangeant l'albumine avec des bols de rôti mâché et en faisant digérer le tout, pendant une journée, dans de la bile de bœuf. L'odeur fécale chez l'homme s'augmente à mesure que les matières s'avancent près du rectum : et les produits de l'anus anormal sont, on le sait, d'autant moins odorants que cet orifice artificiel est situé plus près de l'estomac.

La fétidité exagérée des matières stercorales est toujours l'indice d'une digestion vicieusement élaborée, soit qu'il y ait simplement des troubles fonctionnels (dyspepsie, gastro-entéralgie, etc.), soit qu'une phlegmasie du tube alimentaire entrave le processus digestif. Alors, une fermentation pathologique se manifeste dans les fèces et donne naissance à l'acide sulfhydrique, au skatol, à l'indol, à la naphtylamine, etc., toutes substances odorantes développées aux dépens des substances albuminoïdes excrémentielles.

Chez les enfants à la mamelle, l'odeur des selles normales est presque nulle, et diffère peu de l'odeur fadasse du lait caillé. L'alimentation *lacte solo* et la presque totale absence de sécrétion biliaire expliquent l'état négatif (si utile en osphrésiologie infantile) de l'odeur fécale.

Une mauvaise odeur spéciale des selles, comparée par Parrot à celle de *macération anatomique*, permet de reconnaître que l'enfant a été alimenté avec d'autres aliments que du lait : fait précieux à connaître, dans l'inspection des nourrices. Le lait de vache, même stérilisé, n'est nullement l'aliment physiologique du nouveau-né et l'osphrésiologie le prouve.

Comparez entre elles ce qu'on nomme deux bonnes couches, c'est-à-dire jaunes et bien liées : l'une d'un enfant de deux à trois mois élevé au sein, l'autre d'un enfant du même âge élevé au lait de vache. La première sera *jaune d'or, avec une très légère odeur aigrelette*, l'autre sera *jaune pâle et très fétide, même à distance.* La puanteur est telle qu'en s'approchant du berceau d'un enfant, on peut dire si la nourrice trompe et si elle a donné au nourrisson autre chose que son lait. Il est probable que le développement fétide se produit, dans ces cas, grâce à la chaux : car si l'on brûle une petite portion des matières sur une lame de platine, on voit qu'il reste une beaucoup plus grande partie de cendres lorsqu'on expérimente au moyen de selles provenant d'un enfant nourri au lait de vache que lorsqu'il s'agit d'un enfant nourri au moyen de lait de femme. Bendix avait trouvé 15 à 22 p. 100 de cendre dans le premier cas; 3 à 6 p. 100 dans le second.

L'odeur fétide ou simplement aigre (d'herbe hachée) indique que les voies digestives ne sont pas à leur état normal. Le ventre résume, on le sait, toute la séméiologie pédiatrique. Si les selles sont acides au nez, cet état coïncide avec des éructations et régurgitations également acides : il s'agit du catarrhe aigu gastrique, de l'acescence *néo-natorum*, de la fièvre aphteuse infantile, etc. Si l'odeur fécale devient infecte, insupportable, c'est un symptôme de très mauvais augure, que tous les cliniciens (Bednar, Niemeyer, H. Roger. etc.), rapportent au *catarrhe colique infantile*, magistralement décrit par Billard sous le nom d'*entérite typhoïde.*

Les signes osphrésiologiques, d'une tonalité

graduée, si l'on peut ainsi dire, n'échappent que bien rarement à l'odorat exercé, et ne trompent jamais la sagacité d'une nourrice intelligente. Le choléra infantile arrive souvent après un orage violent : cette circonstance, jointe à l'odeur aigre des selles, justifie l'appellation d'*enfants tournés*, connue en argot des nourrices.

D'après Parrot, les selles de transition entre la santé et la diarrhée de l'érythème athrepsique ont une odeur aigrelette, rappelant le lait aigri : puis, l'odeur s'accentue et devient pénétrante, fétide, gangreneuse. Alors, le lait renferme beaucoup de grumeaux indigérés, qui, mêlés aux sucs intestinaux altérés, ont subi une sorte de putréfaction particulière, dont l'odeur forte imprègne la literie, les vêtements et même les locaux. Cette odeur est précieuse pour le diagnostic de l'athrepsie et pour l'appréciation de la marche fatale de ce grave syndrome morbide.

Je ne connais, dans la littérature médicale,

aucun fait authentique d'odeur fécale agréable... Ne vous récriez pas : l'ambre gris, étudié si finement par Pouchet et Beauregard, n'est-il pas un coprolithe, provenant du rectum du cachalot et l'*ambréine* n'est-elle pas un produit voisin de la xantine? L'ambre gris n'a d'abord, à l'état frais, qu'une odeur stercorale ; il ne prend son parfum, si recherché en parfumerie, qu'après dessèchement extrêmement prolongé à l'abri de l'air. Cette observation concorde étrangement avec l'expérience bi-centenaire de Homberg relatée plus haut. Mais revenons aux fétidités humaines, puisque tel est notre lot, suivant maître François, le grand ancêtre.

Inman (de Liverpool) prétend, d'une manière générale, que l'odeur des selles dans les maladies chroniques est d'autant plus forte et repoussante que le malade est plus bas (*Brit. med. J.* 1859). Cette assertion est, cliniquement, très exacte, et corroborée par de nombreuses observations (Voy. Dict. encycl. Art. *Diarrhée*. p. 155).

Dans le *choléra*, la fétidité des selles est grande au début. Mais, quand les fèces jaunâtres de la première période ont fait place aux matières orizées, riziformes, alors la fétidité s'efface et est remplacée par une senteur fade, spermatique, que Thiersch (cité par Griesinger) attribue à des produits odorants *spéciaux*, sur lesquels nous n'avons trouvé aucun détail dans les travaux de chimie médicale contemporaine.

« L'odeur, d'abord fécale, s'est toujours bientôt modifiée; elle devenait fade et semblable à celle du sperme, du frai de grenouille ou du marécage ; elle tournait ensuite à l'aigre, puis à l'odeur de macération. » (Briquet et Mignet, *Épid.*, 1849, p. 139).

Dans la *dysenterie*, l'odeur des selles est nauséabonde, caractéristique, analogue, disait justement Stoll, « à de la lavure de chair qui se pourrit ». Dans la forme aiguë, lorsque l'odeur franchement fécale reparaît dans les selles, c'est un symptôme d'excellent augure pour le pronostic et pour le rétablissement de la désinfection physiologique de l'intestin.

Dans la dysenterie chronique, les selles ont une odeur aigrelette, tantôt fade, tantôt très fétide. Véritables miroirs des lésions anatomiques, elles annonçent une terminaison funeste, lorsqu'elles conservent avec persistance leur odeur putride de macération anatomique.

Dans la *lientéric*, indigestion de l'intestin, diarrhée des gros mangeurs, les matières stercorales, plus ou moins mélangées d'aliments à demi-digérés, exhalent une odeur de fermentation animale très accusée, souvent intolérable. C'est la *diarrhea a crapulâ* (Sauvages), *a cibis corruptis* (Sennert), véritable *indigestion* intestinale. Les *dyspeptiques* présentent parfois aussi dans leurs selles une odeur analogue, qui les effraie beaucoup et les mène souvent à l'hypocondrie : il est, cependant, tout naturel que les résidus alimentaires, mal digérés par l'estomac et l'intestin grêle, subissent, dans le gros intestin, un certain degré de putréfaction.

Dans la *fièvre typhoïde*, la purée stercorale possède une fétidité ammoniacale pathognomonique, qui a fait dire à un auteur : « Plus d'une fois, il m'est arrivé, par suite de la grande habitude que j'avais acquise de cette *odeur*, de soupçonner, d'après ce seul signe, une fièvre typhoïde, *chez des malades dont le diagnostic ne paraissait pas être celui-là* : je puis dire que la suite des événements m'a toujours donné raison » (Guinier, *Essais de pathol.*, 1866, p. 189). Cette assertion aura pour tous les praticiens une grande importance : la couleur jaune ocre n'est véritablement pathognomique que si elle s'accompagne de l'odeur particulière que possède seule la diarrhée dothiénentérique, *de l'aveu de tous les auteurs*. Nous attachons peu d'importance à l'aphorisme de H. Cloquet, qui prétend que, « dans les fièvres gastro-adynamiques (*lisez* typhoïdes) à la dernière période, le médecin peut porter un pronostic favorable, si le malade est subitement inondé dans son lit par une selle épaisse, de la fétidité la plus grande ». Mais il est certain que le changement d'odeur des fèces indique toujours, dans les maladies, un changement dans la phase morbide. Un retour à l'odeur normale coïncide avec la convalescence. Dans la fièvre typhoïde, comme dans la dysenterie, en effet, les selles ne reprennent leur odeur fécale que lorsque tous les principes infectieux et tous les produits d'élimination entérique ont été, peu à peu, entraînés au dehors, par la défécation : alors seulement peut s'opérer la *restitutio ad integrum*.

Dans le *typhus*, les selles sont très fétides, comme, du reste, dans toutes les fièvres graves : cette fétidité n'offre aucun caractère spécial. Dans la fièvre puerpérale, comme dans tous les états septiques (gangrène, morve, pourriture d'hôpital, etc.), les produits infectieux s'éliminent par une diarrhée fétide.

Dans l'*entérite* tuberculeuse, la diarrhée

offre souvent une senteur cadavéreuse. Dans l'ulcère du côlon (dû à des infarctus de cet organe, les selles présentent une odeur qui rappelle celle du sphacèle. Dans le cancer intestinal, on trouve l'odeur de macération et celle d'ichor cancéreux.

Dans la diarrhée de Cochinchine, les évacuations fécales offrent une fétidité spéciale, âcre, piquante, pénétrante, rappelant à la fois l'aigre et le pourri (de Santi).

Dans l'*ictère*, les selles sont très puantes. Elles offrent, ainsi que les vents, une odeur aigrelette et putride, depuis longtemps connue et sur laquelle Stoll a attiré l'attention. Cette odeur putride tient à ce que la bile exerce un pouvoir de conservation temporaire sur les fèces, dont elle empêche la putréfaction, tant qu'elle ne se putréfie pas, elle-même, à son tour. De plus, les selles des ictériques sont très riches en graisses indigérées et inabsorbées, dont la fermentation donne naissance à tous les produits de la putréfaction rancique. C'est à ces fermentations putrides, principalement, qu'est due la flatulence si marquée de l'ictère, et la production abondante de gaz intestinaux, d'une fétidité prononcée et caractéristique.

Cela nous amène à dire ce que nous savons de l'odeur des gaz intestinaux, dont l'histoire se confond, d'ailleurs, en partie avec celle des fèces.

L'odeur normale de ces gaz est due à C^2H^4 et à une très petite quantité d'HS, par suite de la décomposition chimique de la taurine, qui qui est est le principe soufré par excellence du liquide biliaire. La nature de l'alimentation a une remarquable influence sur l'odeur des gaz. Chacun connaît, à cet égard, l'action des végétaux légumineux et crucifères, haricots et choux en particulier. Le soufre renfermé dans ces plantes se décompose très aisément et donne naissance à de petites quantités d'hydrogène sulfuré et de sulfure d'ammonium. Les essences volatiles (ail, musc, etc.) s'éliminent également par les gaz intestinaux avec une remarquable facilité.

Ces gaz s'approprient aussi très aisément les odeurs ambiantes : « J'ai observé, écrit Bichat (cité par Requin, *in Hyg. de l'étudiant et du médecin*), qu'à la suite du séjour des amphithéâtres, mes vents prenaient, fréquemment, une odeur exactement analogue à celle qu'exhalent les cadavres en putréfaction. Or, voici comme je me suis assuré que c'est la peau autant que le poumon qui absorbe alors les molécules odorantes. J'ai bouché mes narines, et j'ai adapté à ma bouche un tuyau un peu long, qui, traversant la fenêtre, me servait à respirer l'air extérieur. Eh bien ! mes vents, après une heure de séjour dans une petite salle de dissection, à côté de deux cadavres très fétides, ont présenté une odeur à peu près semblable à la leur. » Quoi qu'il en soit de l'ingénieuse explication de Bichat, il est certain que le fait dont il parle si longuement sera corroboré par tous ceux qui ont fait des travaux anatomiques un peu sérieux[1].

Chez le nouveau-né, les gaz intestinaux sont souvent les avant-coureurs séméiologiques des états morbides. Quand cette odeur est infecte, elle présage l'entérite imminente. Quand leur fétidité est pénétrante, au point d'imprégner les pièces du maillot et de se répandre dans l'atmosphère ambiante, on peut affirmer qu'alors il y a du danger pour l'enfant, et, pour le médecin, des indications thérapeutiques à remplir sans retard.

*
* *

Déductions thérapeutiques.

L'antisepsie gastro-intestinale.

Illusoire en ce qui concerne l'action microbicide, les antiseptiques sont efficaces lorsqu'il s'agit d'atténuer ou même de neutraliser

1 La *diarrhée d'amphithéâtre* est évidemment aussi due à l'absorption de gaz putrides (Léon Colin, du Cazal). Voir les chapitres consacrés aux odeurs de la peau et de l'haleine.

les fétidités gastro-intestinales. Dans les dyspepsies, les meilleurs antiseptiques ne sont pas les chimiques, mais les *physiques*, tels que l'eau chaude, le charbon, qui agissent très fidèlement pour obvier aux fermentations putrides ; ou encore les agents indirects qui augmentent le pouvoir digestif du suc gastrique (tels que la pepsine, l'acide chlorhydrique, l'acide lactique), et rectifient ainsi la coction régulière des aliments dans le réservoir stomacal.

Dans les dyspepsies avec vomissements et éructations fétides, on associe, avec succès, divers antiseptiques, en poudre ou en potion. Voici quelques formules tirées de ma pratique journalière.

Gastrite ulcéreuse avec acidités (Monin).

℞ Magnésie lourde.	}	
Bioxyde de manganèse	}	ãã 0,20
Craie préparée	}	
Aristol.		0,05

M. pour un cachet (2 à 4 par jour).

Potion contre la dyspepsie putride (Monin).

℞	Eau sulfo carbonée.	250 gr.
	Menthol	2,50
	Essence de badiane	1,50
	M. (Agitez.)	

Une cuillerée à soupe, trois fois par jour, dans une infusion de condurango.

Paquets antiseptiques (Monin).

℞	Benzonaphtol.	ââ 0,10
	Salinaphtol.	
	Salol	
	Salicylate de bismuth	
	— de magnésie	
	M.	

(Un paquet au milieu ou à l'issue des repas.)

Je prescris aussi, dans les cancers et les grandes dilatations : la limonade chlorhydrique à 2 pour 1000 d'acide et 2 pour 1000 de résorcine (un verre à bordeaux à chaque repas) ; le fluorure d'ammonium, 1 à 2 centigrammes après le repas, en solution dans de l'eau chloroformée.

Le naphtol, la naphtaline, le borate de

soude, le chloral, l'acide borique, sont moins efficaces et plus dangereux. Rien ne vaut le calomel comme antiseptique, toutes les fois que la fonction hépatique est en cause.

Contre les diarrhées fétides, voici des cachets très efficaces :

℞		
Benzoate de bismuth.	}	ââ 0,30
Dermatol	}	
Poudre de coto	}	

M. pour un cachet.

Un toutes les deux ou trois heures (Monin).

Le tannin, la poudre de quinquina, la zédoaire, la gaultheria, la myrte, la sauge et les labiées en général, peuvent, sous forme de tisanes ou de lavements, contribuer à l'antisepsie du tube gastro-intestinal.

Quand il s'agit de stase fécale, les grands lavements de camomille, additionnés d'huile ou de glycérine, de borax, de teinture de benjoin, etc., combattent, avec succès, les symptômes osphrésiologiques.

J'ai obtenu, par les lavements au chlorate

de soude (cuiller à café par litre d'infusion de serpolet ou de thym) de bons résultats dans la cure des entérides putrides. Pour que les lavements accomplissent leur mission désinfectante, il ne faut pas craindre de les faire pénétrer le plus loin possible, à l'aide de l'irrigateur et de la sonde de Nélaton : je suis peu partisan des lavements de plus d'un litre, qui dilatent l'intestin, le rendent atonique et multiplient ainsi les causes de fermentation putride, dès que leurs effets passagers sont terminés.

Dans l'antisepsie interne, comme dans l'antisepsie externe, les associations médicamenteuses semblent plus actives, avec une moindre toxicité. Pour ce qui concerne le tube digestif, il faut toujours songer au charbon végétal (de saule ou de peuplier) qui, à doses massives (100 à 150 gr. par jour), constitue le meilleur désinfectant intérieur. Bien avant les spécialistes, le chat n'avait-il pas découvert les propriétés antiseptiques de la braise ?

Voici encore une formule que j'emploie volontiers dans l'entérite infectieuse :

℞ Sirop d'eucalyptus	200	gr.
Teinture de cannelle.	10	—
— de girofle	5	—
Hyposulfite de sodium	8	—
M.		

(Une cuillerée à soupe toutes les deux heures.)

Je n'ai en vue, dans ces déductions, que le symptôme olfactif. Pour le traitement hygiénique et médical proprement dit, le lecteur consultera, avec profit, mon *Formulaire*, ainsi que mon ouvrage *les Maladies de la Digestion*.

La désodorisation des selles s'obtient par le sublimé mêlé d'acide chlorhydrique ou par les solutions à 2 p. 100 de chlorure de zinc ou de sulfate de cuivre (au dixième du volume des matières).

CHAPITRE VI

L'ODEUR DE L'URINE

Après son émission, et tant qu'elle reste acide, l'urine possède une odeur animale particulière, légèrement nauséeuse. Cette odeur se change parfois, surtout chez les enfants, en un fumet balsamique, aromatique, assez agréable, que nous pensons dû à l'acide benzoïque, normalement rencontré dans l'urine par divers chimistes, depuis l'illustre Scheele, qui en constata, le premier, la présence. (*Œuvres*, t. II, Berlin, 1794).

Quand l'urine est rendue en grande quantité (hystérie, chloro-anémie), elle est très diluée, peu dense : véritable miroir du sang (Gubler), elle possède, alors, aussi peu d'odeur que de couleur. L'odeur de l'urine est toujours d'autant plus marquée que cette sécrétion est moins aqueuse, plus chargée. Chez le nourrisson, l'urine fraîche est sans odeur ; le relent ammoniacal qui s'échappe des langes est dû aux fermentations consécutives. Lorsque l'enfant est atteint de gastro-entérite, l'urine émise revêt une odeur pénétrante (Lesné et Merklen).

L'odeur naturelle de l'urine fraîche, qui d'après Rayer et quelques autres, rappelle celle de la violette, a été successivement attribuée à l'acétone, à l'oxyde d'omichmile, à l'uropittine (Thudichum). D'après M. Dessaigne (*Acad. des Sc.*, 29 septembre 1856), elle serait due à la triméthylamine, qu'il a isolée dans l'urine concentrée et bouillante. Stadeler prétend que ce sont les acides phénique, taurilique, damalurique et damolique, renfermés dans l'urine en très petite quantité, qui lui donnent son odeur normale. Heller (*in* Neubauer et Vogel) attribue au pigment *urophéine* cet arôme spécifique. Enfin, en opérant sur

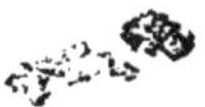

de grandes quantités, on peut constater, dans l'urine normale, la présence de l'acide phénique.

Dans les états fébriles violents, pneumonie, rhumatisme articulaire aigu, etc., l'odeur de l'urine se fonce, pour ainsi dire, comme sa couleur, et devient forte et pénétrante. Dans les fièvres graves (typhoïde, peste, pyohémie) les urines, qui sont alcalines dès leur émission, se putréfient rapidement, cédant, comme le dit fort bien Bouillaud (après Stoll) à la tendance analogue de tous les liquides et solides de l'économie. Dans la diète, dans l'inanition, l'odeur urineuse devient phosphorée. (Serrurier, *Acad. de méd.*, 1831). Dans le scorbut, Simon a signalé la rapide transformation ammoniacale de l'odeur urineuse. (*Chemistry of man.*, p. 320). Spring (*Symptomatologie*, t. II, p. 891) déclare que l'*osmurie* ou altération de l'odeur normale de l'urine, est, dans la majeure partie des cas, un accident *dyshémique*. Cependant, il signale des individus qui, pendant de longues périodes, émettent des urines fétides, sans que, ni dans les anamnestiques, ni dans l'état actuel, ni dans le cours ultérieur de l'existence, on puisse découvrir rien qui explique cette anomalie ; il qualifie cette osmurie d'osmurie *idiopathique*.

C'est la décomposition de l'urée qui entraîne le développement de la fermentation ammoniacale, avec l'odeur qui lui est propre. Il semble, toutefois, qu'il faille pour cela, et pour la production des carbonate et sulfhydrate d'ammoniaque, l'intervention de ferments animés, vibrioniens. Ce qui le prouve, c'est la rareté extrême des urines fétides chez les sujets qui viennent à l'hôpital se faire sonder pour la première fois. (Dubreuil. *Soc. de Chir.*, 30 décembre 1872).

Suivant M. Peyer, il est une odeur tout à fait spéciale que prend l'urine quand elle charrie une certaine proportion de bactéries ; l'odeur de la bactériurie est à la fois fade et extrêmement répugnante. Celui qui l'a perçue une fois peut toujours la reconnaître d'une manière précise.

Dans certaines affections spinales, les urines s'altèrent rapidement, soit par suite de lésions trophiques des voies uro-génitales (Charcot), soit, aussi souvent, en raison de troubles profonds imprimés à la nutrition générale. Lailler cite, en effet, des observations de lypémaniaques, dont l'urine apparaît, au moment même de son émission, pâle, muqueuse, ammoniacale, fétide : il a observé les mêmes faits dans le délire aigu et la paralysie générale (*Acad. des Sc.*, février 1874).

Dans le catarrhe vésical, la fermentation alcaline s'opère, à l'intérieur même de la vessie, probablement à l'aide du ferment de Pasteur. Pour nous, l'état alcalin des urines est peut-être aussi souvent la cause que l'effet de la cystite chronique. Ou plutôt, il s'opère, dans cette affection, un formidable échange de mauvais procédés, entre les lésions anatomiques et les altérations chimiques de l'urine, au grand détriment du malade.

Si la vessie suppure, l'action de l'ammoniaque sur le pus détermine la formation de dépôts glaireux caractéristiques. Ces dépôts sont du plus fâcheux pronostic : leur odeur ammoniacale les différencie aisément des viscosités formées par le mucus seul. Dans tous ces cas d'urines alcalines, de dépôts ammoniacaux, il importe, surtout si le malade doit subir une opération sur les voies urinaires, d'instituer sans retard la médication antiseptique : acide benzoïque (Gosselin et Alb. Robin), silicate de soude (Dubreuil), etc.....

Quand la suppuration des voies urinaires est très avancée, et qu'elle a produit dans la vessie des pseudo-membranes, c'est alors que l'urine acquiert une fétidité repoussante, une véritable odeur de macération anatomique. C'est ainsi que dans les affections néoplastiques de la vessie (fongus), dans la prostatite suppurée, etc..., l'odeur devient souvent des plus infectes.

Dans le cancer vésical, l'urine a l'odeur véritable du purin. Elle laisse déposer un putrilage puant, présentant la fétidité absolument caractéristique et cadavéreuse de lavure de chair (Féré, *Th. de Paris*, 1881) : ce n'est que dans le cancer, et non dans les autres tumeurs, villeuse, papillomateuse, etc., de la vessie, que cette odeur est manifeste et pathognomonique.

Bien différente, quoique aussi caractéristique, est l'odeur de la cystite terminée par gangrène, o bien celle de l'urine dans le sphacèle vésical qui succède, parfois brusquement, à la surdistension des tuniques de la vessie, dans la rétention d'urine prolongée.

Putride et plus sulfurée, l'odeur de l'urine dans la prostatite aiguë suppurée est reconnue facilement par un nez exercé : les gaz qui se développent, dans cette grave affection, par la décomposition du sang, du pus et des épithéliums, sont des gaz surtout sulfhydriques, puisqu'ils noircissent le stylet d'argent. Le voisinage du rectum est probablement pour beaucoup dans cette sulfhydration, que l'on constate aussi dans la péritonite par perforation et dans certaines coprostases graves. L'odeur sulfureuse a été observée également, dit Spring, dans des cas de pyopneumothorax, de gangrène pulmonaire. Dans la lymphurie (chylurie, galacturie), l'odeur de l'urine est moins putride, et elle rappelle nettement celle des œufs pourris ; c'est une remarque faite par la plupart des auteurs qui ont observé cette affection, encore mal connue. Giscard (*R. méd. de Toulouse*, 1880), a signalé aussi, dans certaines dyspepsies graves, cette odeur hydrosulfurée des urines. Elle est, enfin, communiquée à cette sécrétion, toutes les fois que du pus, des matières lymphoïdes, écoulements muqueux, leucorrhée, etc., s'y trouvent mélangés. Les lochies donnent aux urines leur insupportable fadeur. Aux derniers mois de la grossesse, l'urine exhale une senteur fétide, parce qu'il s'y mélange des écoulements génitaux, entraînant les débris, souvent macérés, des nombreuses cellules épithéliales détachées de l'utérus et du vagin.

Dans la néphrite aiguë d'origine chirurgicale, l'urine exhale une senteur toute particulière, difficile à méconnaître pour un praticien exercé. C'est ainsi que Coursserant a vu Mallez, dans le service du professeur Gosselin, diagnostiquer, chez un malade lithotritié, une néphrite latente, à la seule odeur de ses urines. Une odeur spéciale, qu'il avait remarquée en plusieurs circonstances analogues, lui fit dire que le malade était perdu : en effet, le lendemain, le malade était mort (*Soc. de méd. prat.*, 2 janvier 1879).

Dans l'albuminurie, l'urine possède une odeur fadasse, qui, tantôt, rappelle celle du bouillon de veau, tantôt la répugnante odeur du bouillon de bœuf aigri. Nous avons fréquemment vu des malades attirer sur ce point notre attention ; et nous sommes convaincu de l'utilité de ce symptôme peu connu, pour éveiller le diagnostic. Diverses nuances odorantes ont, d'ailleurs, été signalées pour les urines albumineuses. Rayer indiquait celle du petit-lait. Albert Robin, dans ses *Essais d'urologie clinique* sur la fièvre typhoïde (*Th. de Paris*, 1877), nous apprend que l'urine exhalant l'odeur fade du pain bouilli contient de l'albumine ; Amat, dans ces cas, note l'odeur herbacée très fade. Cette *fadeur*, décrite par tous les cliniciens, tient, croyons-nous, à la présence de substances protéïques extractives, encore mal déterminées.

Dans l'urine des albuminuriques, Bouchardat et Stuart Cooper ont constaté la présence *constante* de l'acide benzoïque, accompagné d'une matière odorante ayant de l'analogie avec celle du benjoin. L'olfaction osmurique leur faisait dire : « Voilà des résidus extractifs éthérés d'urine, qui ont une odeur agréable ; c'est mauvais pour les malades. » Et leur dire se vérifiait toujours (Bouchardat, *Annuaire* de 1886).

Chez les oxaluriques, l'odeur est parfois naturelle, parfois aromatique comme la mignonnette (Boursier).

Dans le diabète, l'urine, *à son émission*, ne présente, le plus souvent, qu'une odeur faible, qui n'a rien de spécial, comme dans toutes les polyuries. Cullen, dès 1787, observe que l'urine diabétique sent l'eau miellée; Lécorché signale la senteur doucereuse du bouillon frais. Mais bientôt, cette odeur originelle se perd et fait place à une odeur *sui generis*, comparée à celles de pommes, de violette, de foin fraîchement coupé, de musc, de lait caillé, d'urine de cheval, etc..., etc... « D'aussi bizarres et diverses comparaisons, dit à ce propos Lionel S. Beale, font voir combien il est difficile de donner une idée exacte d'une odeur *sui generis.* » Dans le diabète, l'odeur urinaire n'apparaît, généralement, qu'après fermentation spontanée de sucre; c'est une odeur caractéristique d'aldéhyde, qui s'exagère et devient même parfois franchement spiritueuse, chez les malades qui absorbent beaucoup d'alcool (*alcoolo-diabétiques* d'A. Verneuil).

Chez les diabétiques confirmés, profondément atteints, l'odeur de l'urine est plus aigre et plus vineuse. Elle est due alors à l'acétone, que Petters a, le premier, constaté dans l'urine glycosurique (*Vierteljahrschrift für die praktischen Heilkunde*, 1857, p. 81), et que Küssmaul isola bientôt à l'état de sel de Gunther (éthyldiacétate sodique. Voy. *Rupstein, in New Remedies*, 1877).

L'urine du diabète se décompose péniblement; jamais elle n'acquiert l'odeur ammoniacale. Mais en vieillissant, peu à peu, son odeur spécifique s'accentue, rappelant d'abord celle du moût de raisin, puis celle de l'alcool. Le sucre a éprouvé la fermentation alcoolique; il s'est dédoublé en acide carbonique et alcool :

$$C^{10}H^{10}O^{10} = C^4H^6O^2 + nCO^2 + nHO.$$

Chauffée, l'urine glycosurique exhale une

odeur de miel ou plutôt de caramel (Christison) ; avec la potasse et l'acide nitrique, elle produit des vapeurs brunâtres, sentant fortement le sucre brûlé (Lécorché).

*
* *

Il est vrai de dire, avec Hippocrate : « L'odeur des aliments et boissons se porte sur l'urine ». Mais tous les *ingesta* ne sont pas remarquables à cet égard, et nous devons signaler, dans une étude séméiologique, surtout ceux qui présentent un intérêt spécial.

Le copahu communique aux urines sa traîtresse senteur résinoïde ; le cubèbe également, mais beaucoup moins ; l'ail, une odeur piquante et désagréable ; le phosphore, une odeur alliacée ; le sulfate de potasse, une odeur soufrée ; la térébenthine, une odeur agréable de violettes ; la terpine et le terpinol, une odeur de jacinthe.

Le niaouli ou goménol donne aux urines une senteur qui rappelle celle du géranium rosat. Dans le haschischisme, l'odeur particulière au cannabène se transmet aux urines et rappelle celle du chanvre en fleurs ou de la fève Tonka très affaiblie. La tisane de pensée sauvage, presque autant que celle de valériane transmet aux urines ses principes valérianiques naturels : les mictions humaines rappellent alors celle des félins comme odeur.

Plusieurs heures après l'ingestion de l'ail ou son application sur la peau, on voit apparaître dans les urines une senteur piquante, désagréable, rappelant celle des *dura messorum ilia*, honnie par Horace (J. Bradner Stuart. *Med. Repository*, 1811).

Le safran ne transmet pas son odeur directement ; mais on peut la faire apparaître dans l'urine, par le moyen de l'acide sulfurique, ainsi que l'a démontré Kleczinski.

Le musc, le camphre, le benjoin, le genièvre, le castoréum, l'asafœtida, l'eucalyptus, l'opium l'acide phénique, etc., communiquent à l'urine leur parfum particulier, plus ou moins modifié, mais généralement *modifié en mal*. C'est ainsi que l'arome du café se transmet aux urines, mais en subissant une altération peu agréable à l'odorat, et due, soit à son mélange avec l'odeur spéciale *dite* urineuse, soit à des modifications chimiques peu connues (triméthylamiques, probablement).

L'odeur du bouillon de bœuf se communique aussi aux urines, avec son osmazome caractéristique, mais fétidifiée.

Les choux, radis, choux-fleurs, etc., mais surtout les asperges, communiquent au produit de la miction un arome fétide. L'odeur est toujours marquée, parfois révélatrice (*Simplice*) de l'ingestion du turion de l'asperge. Elle apparaît rapidement (une heure après) et persiste fort longtemps (huit à dix heures et plus). D'après Stan. Martin (*Abeille médic.*, 1850, p. 332), l'urine des asperges n'arrive point toute parfumée dans la vessie : ce serait l'oxydation qui développerait, rapidement, après l'émission de l'urine, la formation d'une huile volatile aromatique particulière.

L'odeur désagréable de l'urine humaine après l'absorption d'asperges dépend, d'après Nencki[1], de la présence du méthylmercaptan CH^3HS, que l'auteur a découvert dans l'albumine putréfiée, sous l'influence de microbes anaérobies; il l'a retrouvé également parmi les gaz du gros intestin de l'homme. Il a rassemblé l'urine de plusieurs personnes qui avaient mangé ensemble 12 kilogrammes d'asperges, les a distillées, après adjonction d'acide oxalique, et a recueilli le distillat dans une solution à 3 p. 100 de cyanure de mercure. Le précipité mercurique obtenu par filtration est traité par l'acide chlorhydrique et donne, par la distillation, un gaz ayant l'odeur caractéristique du mercaptan, donnant avec les solutions plombiques un précipité cristallin jaune.

1. Nencki : Ueber das Vorkommen von Methylmercaptan im menschlichen Harn nach Spargelgenuss (*Berichte der deutsch. ch. Gesellschafft*, t. XXV, p. 512, *preferate*).

Crouzel (*Union pharm.*, 1893) a repris les vues de Stan. Martin et isolé l'*essence* de pointes d'asperges ; c'est à la modification de ce principe qu'il attribue l'odeur incriminée.

La *quassine* (2 à 3 centigr. à l'intérieur, de quassine amorphe) possède la curieuse propriété de faire disparaître de l'urine l'odeur produite par les asperges.

Cette odeur spéciale de l'urine est tellement désagréable à certaines personnes que beaucoup d'entre elles refusent d'en consommer au repas du soir, pour éviter pendant la nuit la fatigue de l'olfaction. Voici un moyen simple et sûr d'empêcher toute émanation gênante. Il a été recommandé par Carles, de Bordeaux :

« Dans le vase de nuit, on place quelques centigrammes de sublimé ou de tout autre sel de mercure soluble, ou bien un fragment de papier au sublimé, ou plus simplement encore un cristal de sulfate de cuivre. En présence de ces sels métalliques, l'odeur spéciale de l'urine d'asperges ne se produit plus, ni aucune autre incommode. Les sels de plomb et de bismuth ne produisent pas un aussi bon résultat. »

Il est probable, ainsi que le pense Carles, qu'il s'agit d'une essence sulfurée ou d'un dédoublement provoqué par une diastase : car les sels métalliques agissent de la même façon sur la macération de poudre de moutarde ; en leur présence, l'essence ne se produit pas et celle qui est déjà formée est rapidement détruite.

M. G. Languepin, pharmacien à Angoulême (*Répertoire de pharmacie*), critique l'emploi des sels solubles de mercure pour enlever l'odeur nauséabonde que dégage l'urine des personnes ayant mangé des asperges : d'abord, le public ne peut pas se procurer facilement des sels mercuriels, tous très toxiques ; d'autre part, ces sels peuvent donner lieu à des erreurs et à des accidents. Les mêmes inconvénients n'existent pas avec le permanganate de potasse : « J'ai dans ma chambre, dit-il, une solution concentrée de ce sel, et j'en verse une larme dans le *lacrymatoire de la décadence*, chaque fois que l'odeur est à craindre. Le résultat désiré est immédiatement obtenu. J'ajoute que le permanganate détruit également l'odeur de l'essence de moutarde et qu'il empêche sa formation. »

Quant à moi, je conseille, tout simplement, pour éviter les mauvaises odeurs et les fermentations estivales, l'emploi de l'essence de térébenthine ou du salol dans le vase de nuit : l'un et l'autre donnent une odeur fort agréable, de violettes ou d'héliotrope, au lieu et place de l'odeur fétide.

Au cours des uropathies, l'odeur des *ingesta* manque parfois dans l'urine ; et Rayer déjà constatait (il y a trois quarts de siècle) que, chez un malade atteint de cystite chronique avec engorgement de la prostate, les asperges ne communiquaient plus à l'urine leur odeur habituelle. On peut aussi, dans la septicémie puerpérale, diagnostiquer la déroute de la réaction défensive et la perte de la résistance vitale, lorsque les injections térébenthinées ne produisent plus d'odeur de violettes dans les urines. Le pronostic est alors fatal.

C'est surtout dans les cas d'altérations profondes du filtre rénal (ainsi que de Beauvais a eu l'honneur de le démontrer le premier), que les substances odorantes ne passent plus dans le liquide urinaire. Corlieu (*Gaz. des Hôp.*, 1856, p. 412), faisant entrer dans l'alimentation de deux albuminuriques une forte quantité d'asperges, ne rencontra jamais l'odeur « si désagréablement caractéristique » de l'urine. Charcot allègue que ces faits se produisent surtout dans la néphrite interstitielle, et cite une observation de Halm, dans laquelle un goutteux, prenant de la térébenthine, rendait des urines sans aucune odeur de violette. Neubauer et Vogel croient *infidèle* ce mode de diagnostic. Nous sommes de leur avis. Mais nous estimons, *d'après des expériences person-*

nelles, que l'administration de la térébenthine ou des asperges peut servir le pronostic. Quand l'odeur de ces substances est absente des urines, le pronostic est plus fâcheux, parce que l'altération des reins est plus complète : *c'est par la fonction qu'on juge l'organe*. De plus, ce moyen ne permet-il pas de flairer, parfois, les cas toujours obscurs, mais très réels, de néphrites albumineuses unilatérales, dans lesquelles, malgré une albuminurie abondante, la santé générale se maintient énergiquement intacte, sans aucun des symptômes alarmants du syndrome brightique ?

* * *

Les *déductions thérapeutiques* de ce chapitre se résument dans la désinfection des urines. Outre les agents internes déjà signalés, recommandons : la terpine, le *fabiana imbricata*, l'*arenaria rubra*, l'*uva ursi* et l'arbutine, l'ichthyol, l'eulyptol, le bétol, le baume de la Mecque, l'essence de genièvre, l'huile de

Haarlem. Pour le lavage de la vessie, on emploie l'acide borique, l'eau oxygénée, l'iodoforme, le permanganate, etc... Enfin, il est indispensable d'observer toujours, dans le cathétérisme, une *asepsie* sévère, afin de ne pas introduire dans l'urèthre ni dans la vessie des bactéries fatalement putréfiantes.

CHAPITRE VII

LES ODEURS GÉNITALES

Joseph Franck (1830) remarque que l'invasion de l'amour, chez un sujet de santé antérieurement normale, s'effectue souvent par l'orée nasale. Il envisage la passion génitale comme une sorte de maladie qui s'inoculerait dans l'économie par l'odorat. « La muqueuse nasale, dit-il, est la surface de réception et de conduction ; les impressions reçues, si subtiles, si fugaces et si inconscientes qu'elles soient, se localisent dans le bulbe olfactif, lequel devient le centre conservateur et propulseur des actes réflexes caractéristiques de l'état d'amour. »

L'*odorat*, dans les fonctions génitales, joue, en effet, (la chose est incontestable), un rôle capital chez les animaux. Les animaux se guident sur ce sens pour trouver la femelle, parfois à une grande distance. L'expérience de Schiff nous montre bien l'importance de l'odorat dans l'acte sexuel. S'il enlève le nerf olfactif à de jeunes chiens, ils deviennent par la suite indifférents à l'acte génital.

On trouve, çà et là, dans la littérature de tous les temps, des allusions à cette vérité physiologique. Dans l'*Enéïde*, de Virgile, nous lisons que la peine réservée aux femmes adultères était l'amputation du nez : *trumas inhonesto vulnere nares*, comme pour indiquer que le nez est l'origine de la volupté.

Dans la *Dame aux Camélias*, Alexandre Dumas dit que Marguerite Gautier avait les narines un peu ouvertes comme *pour l'aspiration ardente de la vie sensuelle.*

En outre, il y a plusieurs proverbes qui nous montrent comment, depuis les temps les plus reculés, on pensait sous ce rapport. Ainsi : *Noscitur e naso quanto sit hasta viri.*

Héliogabale aimait à s'appliquer ce vers d'Ovide.

Rullier fait observer que certains hommes lascifs trouvent dans l'influence qu'exerce le smegma vulvaire la source d'une aptitude très érotique ; de même, l'odeur de l'homme provoque chez certaines femmes d'ardents désirs amoureux. L'odeur de la sueur de la femme excite certains hommes à l'amour sexuel.

Ce rôle de l'odorat dans la sphère sexuelle s'étend même au règne végétal. C'est, en effet, le soir, dit George Bellair, qu'émettent leurs parfums la plus grande partie des fleurs fécondées par les insectes crépusculaires ou nocturnes.

Les faits les plus curieux sont rapportés par Naegeli et par Rivière. Rivière constate que l'*amorphophallus* cesse d'empuantir l'air dès qu'il est fécondé. Naegeli attache à des rameaux, d'abord des fleurs artificielles rendues odoriférantes par l'addition d'huiles essentielles, puis des fleurs naturelles inodores;

et voilà que les insectes ne distinguent pas la supercherie : ils vont droit aux fleurs artificielles. « Les odeurs d'origine florale sont donc, au lieu d'une fumée faite pour flatter nos sens, une manière d'amorce, une sorte de malin appel des plantes aux insectes, pour la préparation plus certaine de leur descendance. »

Les parfums, surtout le musc, mêlés aux relents cutanés de la femme, constituent de puissants excitants de la lutte amoureuse et les prostituées le savent bien. Que d'excitations, combien de pièges d'amour sont dus aux parfums choisis des femmes élégantes et surtout à l'incomparable arome de leurs chairs décolletées, « le plus puissant, le seul aphrodisiaque, pour les amateurs d'amour » (Paul Bourget, *Profils perdus*, IV.)

Morrell-Mackenzie nous explique prosaïquement l'excitation produite ainsi sur l'homme : le cornet supérieur, la face inférieure du cornet moyen et supérieur avec une partie de la cloison sont recouverts d'une muqueuse dont la structure anatomique est essentiellement identique au tissu érectile de la verge. Ainsi s'expliquent les relations sympathiques à la fois physiologiques et pathologiques, qui existent entre les deux appendices. Ainsi se comprend l'état génésique que procure l'*odor di femina* et qu'Arioste a chanté avec tant de poésie! Si l'éducation pudique a diminué la réelle importance de ce facteur, certains amateurs recherchent encore l'odeur jusqu'à la perversité : les maniaques *renifleurs* sont des aberrants assez communs, qui posent souvent leur candidature à l'aliénation mentale.

C'est l'odeur caractéristique du mucus vaginal, exaltée au moment des règles, qui constitue le plus grand facteur de l'amour ou de l'accouplement. Les femmes aménorrhéiques ou simplement dysménorrhéiques, n'excitent pas d'amour violent chez l'homme : *le rut est fonction de menstrues.*

Inversement, l'odeur du sperme exerce, sur

le sexe faible, une influence du même ordre. Comparée à celle du chlore, du gluten humide, de la fleur de châtaignier, de celle déterminée en sciant ou râpant des os, l'odeur de sperme a ceci de particulier qu'*elle se développe* avec l'éjaculation seulement et n'est propre ni au sperme, ni aux liquides prostatique ou urétro-muqueux. Néanmoins, il est incontestable que les hommes continents, disposés à l'érection facile et à la lutte amoureuse, dégagent un parfum *de mâle* plus prononcé. Frédault, Mantegazza, définissent ce parfum une odeur *spermatique* : elle est fort excitante et prononcée surtout chez les ecclésiastiques observant leurs vœux de chasteté. Gélineau explique par l'odeur séminale le développement de cette curieuse névrose féminine, la *spermatophobie* : pour lui, l'aversion angoissante dérive, dans cette maladie, d'un sens olfactif trop affiné. Ce sens permet à la jeune fille la moins informée de percevoir en nous cette odeur du mâle, résultat d'une hypersécrétion spermatique qui, chez certains hommes, envahit tous les tissus et s'exhale au dehors de toute leur personne! « Zola a signalé dans son livre « La Terre », cette effluve spermatique émanant du corps d'un de ses héros, exerçant une sorte de fascination à distance sur la femme et l'invitant à la copulation. Ici, l'effet est absolument opposé et chez ces vierges, incapables d'expliquer leur répugnance intime, l'odeur spéciale, inspirant l'aversion, ne serait autre chose qu'une horreur inconsciente de ce qui constitue et essentialise l'homme : le sperme ! »

Poursuivons l'étude osphrésiologique du mucus vaginal.

Le mucus vaginal a, normalement, une odeur fade et caractéristique, qui devient forte aux périodes d'invasion des règles. C'est l'*odor di femina*, l'odeur du rut, qui, pour les animaux, est l'un des principaux facteurs de l'accouplement. Les odorats fins sentent parfaitement les femmes cataméniées et, pour ma part, je ne me trompe jamais à cet égard.

Les affections morales exercent, sur la sécrétion du mucus, une influence analogue à celle que nous signalons pour la peau. Hagendornius (*Hist. méd.*, cent. II, hist. 87) cite le fait d'une femme qui, à la suite d'une peur violente, fut prise d'une leucorrhée si fétide qu'elle causa la plus grande répugnance à l'une de ses amies. Le coït, et surtout l'onanisme, exaltent sensiblement l'odeur du mucus vaginal. Il en est de même de certaines maladies générales, du diabète notamment.

A propos de l'onanisme, remarquons ici que les odeurs spéciales du sperme, comme celles de la sécrétion bartholinienne, exaspérées par la chaleur du lit, permettent souvent aux médecins et aux parents, d'affirmer, chez les jeunes gens des deux sexes, l'existence des habitudes solitaires.

Le smegma vaginal possède une odeur spéciale bien différente de celle du smegma préputial : on l'a comparée assez justement au suif fermenté, à la graisse rance [1].

Le sang menstruel a toujours une odeur particulière, mais bien peu marquée. Le Dr Wiltshire, accoucheur de Saint-Mary's hospital, décrit (*Méd. times*, novembre 1882) la *bromoménorrhée*, menstruation fétide, dont il signale la fréquence dans la chlorose, dans les altérations organiques du sang, diabète, albuminurie, etc. Il attribue cette infirmité à une décomposition chimique de l'hémoglobine, et dit avoir constamment observé que les vomissements sanguins des femmes sujettes aux hématémèses, prennent l'odeur spéciale du sang menstruel dans la bromoménorrhée. Nous croyons que cette affection est due simplement à des caillots retenus par sténose de l'orifice utérin, ou bien à des débris polypeux, papillomateux. Enfin, il faut bien se souvenir que, chez les femmes saines de quarante-cinq

1 L'odeur du smegma préputial a été décrite au chapitre premier.

ans, un écoulement sanguin d'odeur nauséabonde, survenant par le vagin, est ordinairement le premier signe avant-coureur du cancer.

Trois ou quatre semaines après la conception, Dumm (*Cincinn. Lancet*, novembre 1878) signale sur l'orifice utérin, la présence d'un enduit présentant une odeur caséeuse ; « en imprégnant dit-il, le doigt de cet enduit, on a un signe indubitable de grossesse, dont l'odeur est difficile à méconnaître. »

Par elles-mêmes, les eaux de l'amnios sont bien peu odorantes. Mais elles semblent facilement s'imprégner des odeurs étrangères. C'est ainsi que Stoltz a nettement constaté, chez une ouvrière de la manufacture de cigares de Strasbourg, le liquide amniotique exhalant l'odeur vireuse du jus de tabac.

La femme en couches répand une odeur particulière, fort complexe, *gravis odor puerperii* (Rœderer), qui provient des lochies, de la transpiration, de la fièvre, et enfin du lait

16

suintant des mamelles et pénétrant le linge (*Nægelé*, 1869, p. 223). Quant aux décompositions épithéliales, elles n'ont lieu que vers le 3e ou 4e jour, et donnent naissance à un dégagement considérable d'ammoniaque; c'est ce qui donne aux lochies rouges leur âcre et pénétrante senteur (Wagners *Handwortb. Milch*).

Pour la délivrance, la fétidité des lochies trace la limite de l'expectation (Pajot). A partir de la fétidité, la femme est, en effet, exposée à la septicémie puerpérale. A part le manque absolu (très rare) des soins de propreté, l'odeur infecte des lochies annonce la putréfaction intra-utérine d'une fraction du placenta. Des élévations thermiques brusques accompagnent, d'ailleurs, toujours, dans ces cas, la fétidité lochiale, ce qui indique éloquemment l'imminence d'une phlegmasie utérine.

D'après Hervieux, le mélange des lochies avec la pl[illegible] médiocre quantité de sang leur donne un [illegible]ractère de putridité manifeste.

Mais cette odeur est bien différente de celle qui annonce la métrite suppurée, celle dont H. Cloquet a pu écrire : « Un médecin prédit, en entrant dans la chambre d'une accouchée, en reconnaissant certaines émanations alcalescentes, qu'une maladie grave va se déclarer, chez cette femme qui paraît encore assez bien portante » (art. Olfaction *du Dict. des Sc. méd.*).

Un écoulement lochial brunâtre et d'odeur cadavéreuse indique la terminaison de la phlegmasie par gangrène (*Cazeaux*, éd. Tarnier, 1874, p. 427).

Du 8e au 10e jour de l'accouchement, les lochies dites *laiteuses* exhalent une odeur fade et *sui generis*, que Levret nomme odeur *lymphatico-spermatique*, néologisme assez heureusement imaginé. Le même Levret (*Accouchements*, 1766, p. 160) signale la puanteur de charogne des lochies chez les scorbutiques, et observe que, dans le cancer utérin, elles empruntent la fétidité spécifique du cancer.

Il est bon de remarquer, enfin, avec Bouchacourt (art. *Couches* du Dict. Dechambre), que l'on peut, en dehors de toute influence septique phlegmasique ou fébrile, observer une odeur spéciale, excessivement mauvaise, des lochies : « Ce fait qui, dit-il, a été observé exceptionnellement aussi, pour les eaux de l'amnios, ne peut s'expliquer qu'en raison de certaines dispositions idiosyncrasiques, dont on ne saurait déduire d'application utile en pratique ». Il en est de cette odeur comme de celle qui vient de la négligence, du non-renouvellement des linges, de l'obturation trop exacte de la vulve. Certainement, dans tous ces cas, l'odeur peut être forte, fétide. Mais elle n'aura jamais la fétidité septique *sui generis* des lochies, riches en microbes et en organismes inférieurs infectieux, qui viennent annoncer aux odorats exercés l'apparition des plus graves complications puerpérales.

Spring (Symptomatologie, II, 980) décrit, sous le nom de *physomètre putride*, la sortie par la vulve de gaz fétides, parfois même inflammables, dus à la décomposition intra-utérine de matières putrescibles ; sang coagulé, débris fœtaux, lambeaux de la caduque, portions du placenta, etc.

La rétention du fœtus, les concrétions vaginales, les pessaires, les corps étrangers vulvo-vaginaux, amènent des sécrétions qui répandent parfois l'odeur infecte de la putréfaction la plus avancée : « Le muco-pus vaginal sécrété sous l'influence d'un corps étranger présente une fétidité rendant très pénible pour le chirurgien le toucher explorateur qui doit précéder tout traitement » (Poullet, de Lyon).

La putréfaction fœtale a été magistralement étudiée par Herrgott, de Nancy. Lorsque, dit ce savant accoucheur, le contenu de l'œuf se trouve en communication avec l'air extérieur, la putréfaction ne tarde pas à se produire, si le fœtus n'est pas promptement expulsé d'un milieu où sont réunis les agents de toute fermentation, l'air, l'eau et la chaleur. Cette décomposition putride, une fois commencée, s'effectue habituellement avec une surprenante rapidité, surtout quand le fœtus a succombé avant la rupture des membranes. Quinze ou dix-huit heures après cette rupture, il s'écoule ordinairement hors des parties génitales un liquide sanguinolent, brunâtre, extrêmement fétide. Cet écoulement lochial, si remarquable par l'insupportable odeur qu'il répand, existe presque toujours quand le fœtus se putréfie. Mais, ainsi que le fait justement remarquer M. Chatelain, « cet écoulement non seulement ne suffit pas à lui seul pour affirmer la putréfaction du fœtus, mais encore n'implique même pas sa mort ». Baudelocque, Naegelé, Plouvier et d'autres ont cité des faits de fœtus nés vivants et bien portants, bien que le liquide amniotique ait été putréfié. Malgré cette restriction, cet écoulement est le premier signe de putréfaction constaté par l'accoucheur ; il est la conséquence des altérations profondes que subit le fœtus dans le sein maternel et qui sont presque instantanées.

Reznikoff a publié dans la *Gaz. de la Russie mérid.*, 1895, n° 12, l'observation d'un fœtus de sept mois retenu pendant quatre ans dans l'utérus d'une femme de trente-cinq ans, avec écoulement purulent fétide continu : ce fut surtout à cause de la mauvaise odeur de l'écoulement, odeur qui lui rendait la vie impossible, qu'elle se décida enfin à subir l'opération plusieurs fois refusée.

La senteur de la leucorrhée des chlorotiques a été comparée à celle du maïs frais. Lorsqu'elle est très développée (chez les femmes très blondes), elle enveloppe la femme d'une buée nauséabonde, qui rappelle l'odeur du savon blanc de Marseille et qui est assez prononcée pour trahir son voisinage et dénoncer l'état leucorrhéique (Champouillon, *Rev. de thér. méd. chir.*, 1874, p. 290).

D'après Mish, de San Francisco, une leucorrhée profuse à odeur particulièrement fétide, excoriante, apparaissant de bonne heure ou tard, pendant la ménopause, avec hémorragie profuse, est une preuve plausible du cancer cervical.

La leucorrhée, modérée en quantité, de mauvaise odeur (l'odeur fétide particulière au cancer du col étant absente) accompagnée d'hémorrhagie, indique un cancer du corps de l'utérus.

Les pertes aqueuses, arrivant pendant la menstruation, sans odeur ou avec peu d'odeur, persistantes, accompagnées d'hémorragies profuses, indiquent les fibromes ; avec hémorragie minime ou absence totale d'hémorragie, elles indiquent des polypes.

Il faut bien remarquer ici, pour le clinicien que le sang de la métrorragie a, la plupart du temps, une odeur spéciale : cela tient à ce qu'il est toujours, même quand il paraît pur, mélangé aux produits de sécrétion des voies génitales. Les anciens disaient du sang utérin qu'il aigrissait les vins nouveaux par ses vapeurs, qu'il stérilisait les semences, faisait mourir les greffes des arbres, desséchait les fruits, brûlait les jeunes plantes, ternissait la glace des miroirs, émoussait la pointe du fer, effaçait la beauté de l'ivoire, tuait les abeilles, rouillait le cuivre, infectait l'air et enrageait les chiens.

Hallé (*Th. de Paris*, 1898) a étudié la flore microbienne des organes génitaux féminins et voici ses principales conclusions intéressant le sujet qui nous occupe, c'est-à-dire l'osphrésiologie :

Les anaérobies qu'on rencontre normalement sont capables seuls, ou associés au gonocoque ou au streptocoque, de déterminer des suppurations spéciales (fétidité, putréfaction, gangrène).

Dans le pus des bartholinites, ces microbes peuvent exister seuls ou associés au gonocoque et donnent toujours un pus fétide et gangreneux.

Dans une paramétrite suppurée, survenue quinze jours après un avortement, les cultures ont permis d'isoler le streptocoque pyogène et un grand nombre d'anaérobies, dont le bacille caducus; le pus était fétide.

Un kyste suppuré de l'ovaire renfermant un pus fétide ne donna en culture aérobie aucune colonie, en culture anaérobie deux espèces :

1° Un diplocoque à grains inégaux décoloré au Gram ; inoculé sous la peau du cobaye, il produisit un abcès caséeux fétide non mortel ;

2° Un petit bacille court, à bords arrondis, coloré au Gram, inoculé, donnant un abcès à pus épais, crémeux, fétide. L'animal inoculé ne meurt pas.

Dans sa période aiguë, et tant que le col utérin participe à l'inflammation, l'écoulement de la vaginite exhale presque toujours une odeur très marquée. Celle-ci s'atténue peu à peu et disparaît, au fur à mesure que la phlegmasie vaginale passe à l'état subaigu ou chronique.

L'issue par le vagin de fèces et de gaz odorants est le signe pathognomonique de la fistule recto-vaginale.

Lanelongue (de Bordeaux) a relevé, dernièrement, l'observation d'une jeune fille de quinze ans, atteinte d'un kyste vaginal suppuré d'origine wolffienne, et incommodée atrocement, depuis plusieurs mois, par la présence d'un écoulement intermenstruel épais, purulent, très odorant, d'abord intermittent, puis permanent. « La malade était souillée d'une façon constante ; elle répandait une odeur infecte, intolérable pour son entourage, et très forte, malgré les bains, les toilettes fréquentes et les lavages antiseptiques des organes génitaux. »

Dans le *cancer utérin*, les métrorragies sont souvent fétides, et permettent aux nez exercés le diagnostic à distance (Huguier). Quant à l'odeur des écoulements vaginaux dans le cancer, voilà une de ces odeurs spécifiques, *sui generis*, qu'on oublie peu ! Nauséabonde en même temps que putrilagineuse, c'est une fétidité particulièrement tenace, qui s'attache, avec une remarquable insistance, aux doigts et aux objets, voire même aux habitations. Lebert dit qu'on la rencontre à peu près constamment, mais que, chez quelques malades, il y a des alternatives d'écoulements odorants ou non (*Mal. cancér.* 1851, p. 254).

L'odeur du cancer utérin est absolument distincte des autres odeurs, parfois si infectes et tenaces, des organes génitaux féminins. Elle constitue, pour la malade comme pour son entourage, une véritable torture. Ni les soins de propreté, ni la ventilation, ni l'antisepsie la plus rigoureuse dans les pansements, ne sauraient mettre cette odeur complètement en fuite.

Cette ichorrhée fétide ne ressemble pas à celle du fibrome sphacélé, ni à celle de la métrite *caséeuse* (analogue à certaines rhinites ou rhinopharyngites). Toutefois, le regretté Berlin a vu cette dernière métrite lui en imposer pour un cancer et n'a reconnu son erreur qu'au moment de pratiquer l'hystérectomie vaginale. Il s'agit alors d'une sorte de dégénérescence nécrobiotique qu'accompagne une cachexie assez analogue à celle de l'épithélioma.

Maurange (*Presse méd.*, 1895, p. 27) a décrit une endométrite *sénile*, dans laquelle, dit-il, la purulence échappée du museau de tanche dépasse celle de l'ichor cancéreux : elle est repoussante, insupportable, et c'est généralement l'unique cause qui amène les malades auprès du praticien. Elle a un peu d'analogie avec l'odeur de l'ichor cancéreux, ce qui explique les erreurs si nombreuses de diagnostic, bien que, d'après Lisfranc, « pour un odorat exercé, ce ne soit pas l'odeur fournie par le carcinome ».

La fétidité des sécrétions est plus précoce dans l'endométrite que dans le cancer ; l'écoulement cancéreux, en effet, ne prend une odeur fétide que lorsque les bourgeons néoplasiques ramollis se désagrègent, et sont expulsés au dehors par les contractions utérines. Dans l'endométrite, la fétidité de l'écoulement paraît tenir uniquement à ce que les sécrétions sont retenues dans la cavité utérine, et y subissent des modifications chimiques.

Déductions thérapeutiques. — Menge et Krœnig ont démontré cette proposition, généralement admise actuellement, dans la pratique, qu'en obstétrique *il est superflu de tenter (par quelque manœuvre que ce soit) de désinfecter le vagin, puisque ce dernier est normalement aseptique, c'est-à-dire privé de germes pathogènes.*

On peut aller plus loin et affirmer, devant le rôle de la sécrétion dans l'auto-nettoyage du vagin, que *les irrigations, antiseptiques ou non, ne peuvent avoir qu'une influence fâcheuse*, puisqu'elles diluent ou même entraînent mécaniquement le précieux contenu bactéricide du vagin.

Au contraire, *en chirurgie gynécologique, l'antisepsie la plus rigoureuse sera la loi.*

Les injections désinfectantes les meilleures sont : celles au sublimé (1 p. 1000), à l'acide salicylique et au borax (2 p. 100 de chaque), à la teinture d'iode iodurée (5 p. 100), au chloral (10 p. 1000), au sulfate de cuivre (5 p. 1000), au permanganate (0,15 p. 800), à l'acide borique (concentrées). Les applications de rétinol, de naphtol camphré, de créoline, de dermatol, de microcidine, d'iodoforme, d'eau oxygénée, de créosote, de pyoktanine, etc..., réussissent également très bien contre le symptôme fétidité. Dans le cancer utérin, les injections concentrées d'eau de goudron et de chlorate de soude, les pansements au carbure de calcium et au sulfate de quinine sont les meilleurs palliatifs de l'odeur.

CHAPITRE VIII

L'ODEUR DE LA PURULENCE ET DE LA GANGRÈNE

Le pus de bonne nature a une odeur faible, fade, légèrement nauséeuse : « Pus optimum... quam minimè graveolens. » (*Hippocratis Prænotiones*, § 41).

Les *ingesta* irritants ou de mauvaises qualités, les liqueurs spiritueuses (absinthe, gin) accentuent ou modifient l'odeur du pus : l'ingestion d'ail lui donne son parfum caractéristique. Bennet (*Tabidorum theatrum*, p. 84) dit qu'il imprègne l'humeur des cautères, trois ou quatre heures après son ingestion.

Le pus est un liquide par nature assez peu altérable, et c'est pour cela qu'il constitue pour les plaies un excellent pansement (*Verneuil*, leç. or.). On conçoit que Vidal (de Cassis) ait pu écrire : « L'opinion qui attribue à l'action de l'air sur le pus la fétidité de celui-ci, est peu fondée ; car elle ne produit rien de semblable sur du pus ordinaire exposé à l'air libre : je suis plus porté à croire que l'air agit sur la surface sécrétante. » En effet, l'odeur du pus dans le pansement d'A. Guérin, par exemple, diffère sensiblement de celle du pus exposé à l'air libre. Elle rappelle la puanteur des pièces anatomiques macérées, mais elle reste, en somme, assez fade ; tandis que, dans le pus exposé à l'air libre, l'odeur est plus aigre, plus piquante. La stagnation à l'air favorise le dégagement d'hydrogène sulfuré, de produits ammoniacaux, et souvent aussi de phosphures d'hydrogène, dont il suffit (Ch. Robin) de traces à peine saisissables aux réactifs, pour donner une odeur très fétide.

Quant à la formation d'HS dans le pus, elle se prouve aisément par la coloration en noir du sparadrap et de l'extrait de Saturne employés en pansements (*sulfure de plomb*).

Lorsque des matières grasses se mélangent au pus, elles exagèrent et modifient sensiblement sa senteur. Qui n'a remarqué, dans les plaies opératoires des lipomes, et dans les blessures suppurant chez des sujets très gras, la production d'une odeur vive, pénétrante et diffusible, rappelant de loin l'odeur d'acroléine ?...

Dans les ulcères calleux, la suppuration est infecte, parce que les callosités subissent un travail incessant de sphacèle moléculaire. Il en est de même pour certaines ulcérations, les farcino-morveuses entre autres.

Dans les brûlures, la suppuration est fétide, pour des raisons analogues, parce qu'elle va macérant de nombreux détritus épidermoïdaux frappés de mort. Plus l'épiderme est épais, plus l'odeur de macération est fétide ; pour nous, rien n'est comparable, comme fétidité, à l'odeur des brûlures profondes de la paume de la main et de la plante des pieds, surtout lorsqu'on les a laissé longtemps suppurer dans un pansement ouaté, et que l'on procède au renouvellement de ce pansement.

Le pus des abcès froids s'altère très vite après l'ouverture de ces cavités. Cela tient à son acidité, due à l'acide lactique, et à son origine souvent osseuse. On sait, en effet, que le pus de la carie est riche en matières oléo-graisseuses et en détritus conjonctifs. Ses leucocytes subissent souvent la régression caséeuse ; et Klose (de Berlin) a prouvé que l'odeur putride de la sanie ostéomyélitique était due à la transformation de l'oléine médullaire en un acide gras particulier. Dupuytren attachait, on le sait, à cette odeur, particulière au pus osseux, une grande importance pour le diagnostic.

Dans la nécrose phosphorée, le pus des abcès possède la senteur particulière alliacée du phosphore, et cette odeur peut annoncer au médecin, disent Bibra et Geist, la première période du mal.

Le pus emprunte aux divers organes qu'il

occupe ou avoisine, leurs odeurs spécifiques. Dans les abcès du foie, surtout chroniques, il répand une senteur ammoniacale de bile putréfiée. D'après Cheselden (*cité par* Charcot, in *Gaz. hebd.*, 1881), cette odeur bilieuse se retrouve dans le pus de la fin des anthrax, ce qui est assez étrange. C'est probablement aussi à des principes biliaires qu'il faut attribuer l'odeur spéciale prêtée par Girard à la suppuration bleue.

Dans les abcès mammaires des nourrices, l'odeur butyreuse du pus est due au développement d'acides gras, et à la putréfaction de la caséine du lait.

Signalons ici une observation unique dans la science, recueillie en 1874 par Jorissenne, de Liège. Il s'agit d'une femme rousse, accouchée depuis deux mois, qui allaitait son nourrisson sans encombre, lorsqu'elle sentit une odeur infecte se dégager avec le lait. Le mari, les autres personnes de la famille quittèrent la chambre en se bouchant le nez : c'était, parait-il, intolérable, une puanteur sulfureuse, comme celle des œufs gâtés, avec un mélange d'acidité âcre. La mère elle-même devenait malade en respirant ces repoussantes émanations, et l'enfant vomit quelque temps après.

« Je ne vis cette dame que le lendemain, dit M. Jorissenne, et ne pus constater qu'un reste d'odeur nauséabonde, dans les draps souillés par le vomissement du nourrisson. Celui-ci se portait fort bien et ne parut pas autrement dérangé les jours suivants. Les mamelles ne présentaient aucune fissure, aucune trace d'engorgement ; le lait n'avait plus d'odeur. Que s'était-il passé ? Le lait avait séjourné trois fois plus longtemps que d'ordinaire dans les glandes et n'avait occasionné qu'une gêne modérée ; les deux mamelles, cependant, avaient corrompu le liquide nourricier. Et cette dame m'apprit que, plusieurs fois, son lait avait commencé à se corrompre ainsi, mais à un moindre degré, quand l'intervalle des succions était trop considérable. Il faut ajouter que le voyage avait été rapide et fatigant ; une heure de voiture et cinq heures et demie de marche accélérée n'avaient été interrompues que par une heure de repos à table. Cela ne suffit pas pour expliquer l'odeur particulière de cette putréfaction. D'où venait le germe de la décomposition ? Quel était-il ? » Autant de questions que pose l'auteur et auxquelles il me paraît fort difficile de faire une réponse satisfaisante.

L'écoulement phlegmoneux de la blennorragie aiguë répand une odeur nauséabonde, comparée par Morgagni à celle de la morue avancée. Cette comparaison, à mon avis, n'est équitable qu'en l'absence des soins de propreté : l'odeur, généralement, n'est que nauséeuse et faiblement fétide, s'il y a nul mélange de smegma. La comparaison de Morgagni s'applique fort bien à l'écoulement purulent de la balano-posthite simple : c'est une odeur *sui generis*, que Robert Melchior compare aussi à celle du poisson gâté. Bien différente, et plus désagréable encore, est l'odeur du séro-pus des plaques muqueuses balano-préputiales. Toutes les végétations péniennes, ulcérations du gland dues aux chancres, chancrelles, herpès, etc., donnent, d'ailleurs, lieu à une suppuration caractéristique, dont l'odeur repoussante a une intensité variable, depuis celle de l'écrevisse cuite jusqu'à celle de vieux Roquefort. Les productions végétantes de nature cancéreuse se distinguent des végétations simples par l'odeur caractéristique de macéré qu'exhale l'ichor cancéreux.

Les bartholinites suppurées nous ramènent également à l'odeur repoussante de poisson pourri. Le souvenir olfactif de cette purulence est long à s'éteindre. On trouve presque toujours le gonocoque dans le pus des bartholinites ; mais la fétidité n'est pas son fait ; elle est due à un bacille anaérobie. L'infection est toujours ascendante et semble se faire par la voie canaliculaire. Aussi, le traitement de choix de la bartholinite est l'incision immédiate, et l'extirpation au bout d'une semaine.

L'odeur des abcès testiculaires et déférentiels rappelle, d'après Velpeau, l'odeur du sperme. Cette odeur a été comparée à celle de l'empois, de la truffe, de l'eau de Javelle, de la râclure d'os, du pollen de chanvre, de la fleur de châtaignier ou de caroubier, etc.

Le pus des abcès périnéphrétiques rappelle, dans sa fétidité, l'odeur spécifique du rein. Dans les abcès urineux, l'odeur du pus présente la variété dite *urineuse* ou de souris.

Dans l'*otorrhée*, Gradle a démontré cette proposition (*Arch. of otology*, vol. XXI, n° 2): aussi longtemps que le pus d'une otorrhée conserve son odeur fétide, le traitement employé n'a aucune action curative; et inversement : le premier signe de l'action curative est l'action sur l'odeur de l'écoulement (il vante surtout le pansement sec à l'acide borique).

Dans les otites externes, la suppuration, d'abord fade et nauséeuse, devient pénétrante et fétide, à mesure que les lésions s'accentuent en profondeur et en surface : elle est surtout marquée dans les ulcérations syphilitiques secondaires ou tertiaires du conduit auditif, et rappelle l'odeur âcre des bouchons cérumineux écrasés. Dans les otites moyennes, la fétidité de l'écoulement indique presque toujours (*Itard*, *Duplay*) que l'on a affaire à des lésions osseuses des parois de la caisse : la carie du tissu osseux s'y manifeste par une insupportable odeur rance.

Dans la parotidite suppurée, en dehors de tout processus gangreneux, le pus présente souvent une mauvaise odeur, attribuable, croyons-nous, à la prolifération épithéliale, si active dans toutes les glandes, et notamment dans les *acini* ptyalifères.

Dans l'onyxis latéral, l'odeur de la suppuration est très fétide : et ce fait semble un argument en faveur de la théorie qui attribuerait, dans cette affection, un rôle pathogénique actif à la macération de l'épiderme par une sueur des pieds très profuse.

Le pus confinant aux organes du tube digestif contient souvent des gaz, dont l'odeur rappelle si exactement celle des organes voisins que l'on peut, dit Velpeau, « avec un odorat exercé, distinguer presque infailliblement le pus de la bouche, du gosier, des voies aériennes, et des différentes portions du tube gastro-intestinal. » C'est plutôt par osmose que par décomposition du pus que les gaz existent dans ce liquide : toutefois, la chaleur des organes voisins peut hâter leur développement. Les gaz sont surtout composés de HS (ils noircissent le stylet d'argent) : lorsqu'ils sont abondants (dans les abcès iliaques ou ano-marginaux, par exemple), ils répandent une odeur stercorale alliacée, horrible et véritablement suffocante, qui, sous peine d'accidents, oblige le chirurgien opérateur à faire ouvrir portes et fenêtres dans la salle où il a opéré les abcès, et à prodiguer les pulvérisations antiseptiques.

Dans les phlegmons iliaques suppurés,

l'odeur si marquée du pus, jointe à son aspect écumeux, pourrait parfois en imposer pour une ouverture intestinale. Mais, lorsqu'il n'y a pas de perforation, cette odeur fécale du pus s'atténue peu à peu et disparaît assez vite : tandis que, s'il y a communication de l'abcès avec la cavité intestinale, l'odeur persiste évidemment. Du reste, il est bien certain que la transsudation des gaz peut avoir lieu, même dans les abcès de la paroi abdominale. Nous l'avons observée plusieurs fois. Il va sans dire aussi que l'odeur stercorale est d'autant plus marquée que le pus avoisine de plus près le gros intestin. L'odeur du pus (on peut en convenir, ordinairement) se fonce, pour ainsi dire, à mesure que l'on descend le long du tube intestinal ; peu marquée dans les abcès rétropharyngiens, cette odeur devient insupportable dans ceux de la marge de l'anus, *terminus* du tube digestif.

Dans les abcès de l'amygdale, l'odeur sanieuse du pus, dont l'expulsion dégoûte à un si haut point le patient, est parfois le seul symptôme qui puisse dénoter l'ouverture de la collection purulente. Cette odeur intrigue beaucoup Niemeyer, si prompt d'habitude à tout interpréter : « On ne s'explique pas, dit-il, la cause de l'odeur extraordinairement fétide d'un pus enfermé de tout côté, à l'abri du contact de l'air ». Cette odeur tient certainement : 1° au voisinage du pharynx ; 2° à l'active prolifération des tonsilles, et à la macération incessante, dans le pus, de détritus épithéliaux abondants ; et 3° à la sécrétion caséiforme facilement fétide (dont nous parlons à propos de l'*odeur de l'haleine*).

Pichancourt (th. de Paris, 1882) divise en quatre groupes naturels les abcès fétides :

A. *Abcès fétides de cause extérieure.* — Ces abcès viennent à la suite de corps étrangers malpropres, piqûres (surtout anatomiques et morphiniques) ; on peut y ajouter aussi certains abcès hématiques et anévrysmatiques (Broca). L'odeur s'explique, en général, par une sorte de putréfaction superficielle des tissus, un premier degré, si l'on veut, du sphacèle.

B. Abcès fétides par voisinage. — Ce sont ceux dont le pus prend l'odeur des organes (digestifs, respiratoires, uro-génitaux) producteurs de liquides ou de gaz odorants.

C. Abcès fétides des maladies infectieuses aiguës. — On les signale dans la variole, la fièvre typhoïde, la peste à bubons, le scorbut, le charbon, le typhus, la dysenterie, la fièvre jaune, le choléra, la phlébite aiguë infectieuse, les érysipèles malin ou bronzé, l'ergotisme, etc. Ils sont dus à une sorte de diathèse putride aiguë, qui altère le sang et le pus, où fourmillent les microbes et bactériens de la putréfaction.

D. Abcès fétides des maladies chroniques. — Rencontrés surtout dans la scrofule, la tuberculose, le diabète, le mal de Bright, l'alcoolisme, la cachexie sénile, etc., ils sont fréquemment dus à une sorte de gangrène moléculaire de tissus dont la vitalité est très compromise et la nutrition déchue.

La *pourriture d'hôpital* nous fournit, entre la suppuration et la gangrène, un véritable lien de transition scientifique. Le pus de cette *diphtérie des plaies*, riche en vibrions, possède, en effet, une odeur *sui generis*, putrilagineuse, âcre et fétide, « une de ces odeurs où rien, comme le dit excellemment Vidal (de Cassis), ne peut remplacer l'expérience, et qu'on ne peut ni définir ni comparer ». Il s'agit là d'une maladie infectieuse, causée très probablement par un bacille anaérobie qui existe en quantité considérable dans l'ulcère. C'est un bacille ténu, ordinairement solitaire. Ses extrémités sont arrondies et il se laisse colorer par la méthode de Gram.

On peut rapprocher de cette « odeur pourrie et puante de féteur cadavéreuse » (Amb. Paré), l'ulcère phagédénique des pays chauds, l'ulcère pianiforme de Mozambique, l'yaw, le frambœsia, le buba, le pian, le tonga, etc., et enfin les ulcères dus au scorbut qui exhalent une odeur repoussante et méphitique, tellement pénétrante qu'elle occasionne des nausées et des vomissements : « Il m'arrivait souvent, dit Blanchard (th. de Paris, 1864) de suspendre les pansements pour aller respirer l'air ». Quant à l'ulcère des pays chauds, son odeur rappelle celle de la gangrène nosoco miale : son ichor fétide et âcre évoque celle de macération (*G. Treille*, *Arch. méd. nav.*, t. XXI, p. 205, 1874).

Les syphilides ulcérées répandent une odeur *sui generis*, d'un grand secours pour le diagnostic. On peut les reconnaître à distance, rien qu'avec l'odorat (Mauriac) : c'est surtout à l'anus, au scrotum, à la vulve, au pli génito-crural, et aux espaces interdigitaux des orteils, que cette odeur est exagérée. C'est peut-être à elle aussi que certains auteurs attribuent les émanations spéciales que *serait censé* répandre tout organisme syphilisé. L'odeur pathognomonique des plaques muqueuses a fait écrire à Rollet et Chambard (in Dict. Dechambre) : « On peut diagnostiquer la syphilis sans en voir les manifestations et Ricord n'exagérait guère lorsqu'il se vantait de *flairer* les femmes syphilitiques dans l'intérieur de l'omnibus Batignolles-Clichy-Odéon. »

Dans la *gangrène* humide, les tissus se ramollissent, se gonflent de liquide, et leur putréfaction s'effectue alors, d'une façon toute spéciale. Des vibrions, monades, algues, sarcines, viennent probablement pour y jouer le rôle de ferments particuliers (Cf. Lancereaux in *Gaz. méd.* 1872, n° 45). La graisse des tissus donne bientôt naissance à des acides gras volatils, et notamment aux acides butyrique, valérianique, et au valérianate d'ammonium. Les albuminoïdes se transforment, selon leur habitude, en composés ammoniacaux et sulfurés (AzH^4S), et laissent également dégager des carbures d'hydrogène. De tous ces composés volatils naît une odeur spéciale, dite de *gangrène*, très complexe et *sui generis*, peu analysable pour l'olfaction, mais *absolument caractéristique* pour tout médecin. Inutile de rappeler l'aventure arrivée à Jean-Louis Petit que nous rapportons dans nos *Prolégomènes*.

Les produits de la gangrène sont, d'ailleurs, incessamment résorbés. En s'éliminant par les trois grands émonctoires, poumons, peau, intestins, ils donnent souvent à l'haleine, aux sueurs et aux fèces cette puanteur caractéristique, « cette senteur, tant ascre et forte, dont parle Ambr. Paré, qu'elle est intolérable et abominable à toutes personnes. » (*Liv. XII*, chap. 28).

Mais pour que l'odeur de la gangrène se manifeste, il est indispensable que celle-ci soit humide et que le processus s'opère au contact de l'air : sans air, pas d'oxydation, et partant, absence de cette *cuisine* chimique préliminaire aux phénomènes ophrésiologiques. C'est pourquoi la gangrène sèche est inodore dans toute la période qui précède l'élimination des eschares. La gangrène sénile ou spontanée est également dans ce cas : longtemps elle demeure inodore. N'a-t-elle pas lieu par artérite ? Ce qui signifie clairement qu'elle ne saurait donner lieu à des décompositions putrides, qu'après momification préalable des tissus...

*
* *

On pourrait compléter le chapitre de l'odeur du pus par une étude de l'odeur du sang. Mais, depuis que la saignée a disparu de nos mœurs médicales, cette étude a perdu toute importance séméiologique.

Je me bornerai donc, pour mémoire, à transcrire ici trois courtes observations puisées dans les anciens auteurs :

« Chez une femme atteinte de fièvre putride, telle était la fétidité du sang au sortir de la veine, que le chirurgien qui la saigna faillit en tomber en syncope, ainsi que les assistants. » *Morton.* (*Op. medica.*, t. I : appar. curat. morb.).

« Non seulement la peau, mais aussi le sang des sujets en proie à une rétention d'urine prolongée exhale une odeur *urineuse* des plus mauvaises. » (Dict. en 30 vol. t. XVIII, p. 114).

Chez une jeune fille atteinte de teigne faveuse, le sang d'une saignée répandait au loin, comme le cuir chevelu, une odeur prononcée d'urine de chat. (Lhéritier. *Traité de chimie pathol.*, p. 172).

Nous pourrions multiplier ces citations et prouver aussi, à l'aide des observations faites sur les animaux, qu'il existe aussi une science *hémato-olfactive*. L'appendice final de ce livre, consacré aux études vétérinaires, complétera notre opinion au sujet de l'importance de la séméiologie osphrésiologique.

Déductions thérapeutiques. — Les pansements antiseptiques ont, de nos jours, supprimé, en grande partie, la fétidité de la purulence et de la gangrène. La pourriture d'hôpital a même été rayée du cadre pathologique.

Parmi les meilleurs topiques désinfectants, citons ici : les diverses pièces phéniquées du pansement de Lister; l'iodoforme, le salol, l'acide salicylique, l'acide borique, le naphtol, l'eau oxygénée, la résorcine, le lysol, le solvéol, le traumatol, le rétinol, le thymol, le permanganate de potasse, l'aristol, le dermatol, l'ichthyol, le sublimé, le chloral, le chlorure de zinc, le coaltar, l'aseptol, l'eulyptol, le bleu de méthylène, la microcidine, le tan, le charbon de peuplier, la poudre de quinquina, etc., etc. Pour la désinfection des plaies gangreneuses, c'est encore le chlorure de zinc, le chloral, le permanganate de potasse et le sulfate de cuivre qui réussissent le mieux, en solutions à 1 p. 100. Je n'ai en vue, évidemment, que le symptôme *fétidité* et ne préjuge aucunement des indications chirurgicales précises tirées des autres symptômes.

APPENDICE

LES ODEURS DANS LE DIAGNOSTIC VÉTÉRINAIRE

M. René Bissauge, médecin-vétérinaire à Orléans, a fait paraître, sous ce titre, en 1897[1], une étude fort complète, extraite du *Bulletin Vétérinaire*. « L'importance des odeurs dans le diagnostic a été, dit-il, démontrée surtout par le Dr Monin. C'est à la suite de la lecture de son intéressant ouvrage que je me suis attaché à étudier la valeur séméiologique des odeurs, à analyser, dans notre médecine, des faits que jusqu'alors j'avais négligés comme tout le monde. Ces observations m'ont démontré que l'olfaction bien employée pouvait être d'un grand secours, surtout quand d'autres

1 Chez Paul Pigelet, Orléans.

symptômes, sur lesquels on compte le plus, faisaient défaut.

« Le sens de l'odorat peut rendre de grands services dans la recherche de certaines maladies; il éclaire le praticien sur l'état de décomposition du sang, du pus; il fait reconnaître le lieu de production du jetage; il renseigne avantageusement sur les caractères d'un abcès, d'une fistule; il prévient toujours de l'envahissement par la gangrène. C'est un symptôme objectif parfois très important, car dans plusieursoccasions, il est pathognomonique : carie dentaire, gangrène du poumon, intoxication par certains poisons odorants. Dans d'autres affections, l'odorat peut fournir un symptôme négatif, si l'on sait que telle odeur ne se rencontre jamais dans telle maladie.

« Les émanations odorantes indiquent presque toujours des variations intéressantes dans les divers tissus ou dans l'organisme entier de l'animal malade ».

Prenant *pour guide* la première édition de

mes *Odeurs* (ainsi qu'il a bien voulu me l'écrire dans une lettre particulière), M. Bissauge a reconnu que l'odorat peut, en vétérinaire autant qu'en médecine humaine, suppléer aux commémoratifs et aux renseignements insuffisants.

Il remarque, d'abord, que chaque animal possède une odeur *sui generis* : le cheval sent le crottin ; le bœuf, une odeur fade musquée ; le mouton une odeur aigrelette de *suint;* le chien, une odeur forte spéciale ; la chèvre, aromatique ; le cochon, de graisse rance ; le lapin, urineuse ; la volaille, de plume chauffée, etc[1]. Il passe successivement en revue les odeurs des divers appareils et ses remarques sont toujours pratiques et très intéressantes.

Voici quelques extraits choisis, à dessein, parmi les particularités les moins techniques.

1 Quand le paysan vend un veau il coupe quelques poils de la bête pour les attacher à une corde qu'il enroule autour des cornes de la mère ; la vache sentant l'odeur de son veau ne beugle pas après. C'est donc l'odeur de sa progéniture qui lui manque, mais non la vue de celle-ci.

Odeurs des matières fécales. — « A l'état de santé, les excréments des animaux possèdent une odeur *sui generis* pour chaque espèce : le crottin du cheval a une odeur légèrement résineuse, « il sent l'écurie »; la bouse de vache a une odeur aromatique un peu musquée; les excréments du mouton ont une odeur semblable à ceux de la vache, mais un peu moins forte; le chien a des matières fécales odorantes plus ou moins fétides; l'odeur de celles du porc est encore plus repoussante. Les excréments des volailles, contenant l'urine à l'état solide, sont à peu près inodores.

Le régime influe beaucoup sur l'odeur des excréments. Le cheval, s'il est fortement nourri à l'avoine et au foin, a des crottins beaucoup plus odorants que s'il a une alimentation riche en paille et en son. De même, le bœuf nourri avec des eaux grasses a des fèces d'odeur fétide se rapprochant de celles du porc. J'ai, dans ma clientèle, plusieurs nourrisseurs faisant consommer à leurs vaches des débris de casernes et de prisons; malgré une grande propreté, l'étable répand une odeur aigrelette repoussante. Dans l'alimentation des ruminants par les tourteaux de lin, de coton, d'arachide, la bouse prend une odeur d'huile rance; les tourteaux de colza donnés en quantité trop forte peuvent causer une intoxication dont le début est annoncé par une odeur de sinapisme que donnent les excréments.

Chez les porcs consommant des viandes d'équarrissage, comme chez le chien alimenté exclusivement avec de la viande, les matières fécales ont une odeur fétide, repoussante. On sait que la chair d'un chien frugivore, en Chine, a le goût du jeune veau. M. Cornevin dit que, pour vendre un bon prix les peaux des vieux chiens, il faut les tuer après les avoir nourris de prunes et de poires : la viande est ainsi très comestible et la peau a perdu sa répugnante odeur de chenil.

Le régime lacté des jeunes animaux communique aux excréments une odeur aigrelette spéciale, qui fait reconnaître en entrant le local où ils sont enfermés; cette odeur « laiteuse » des poulains et surtout des veaux imprègne les litières et le sol de l'écurie.

Les vieux chevaux dont les dents sont impropres à broyer complètement les matières alimentaires, dont le tube digestif est moins actif, ont des crottins à odeur aigre, parfois légèrement fétide. »

Odeurs des urines. — « La nature variable de l'alimentation et divers états de l'organisme font varier l'odeur de l'urine. Ce liquide, chez les chevaux nourris de viande pulvérisée (système Laquerrière) a une odeur d'urine humaine. Au contraire, les chiens nourris exclusivement de pain et de légumes ont une urine à odeur beaucoup moins forte que chez ceux nourris à la viande. Les porcs des clos d'équarrissage ont une urine d'odeur repoussante. L'urine des chiens alimentés par la gélatine prend l'odeur de cette substance. Le chat émet une urine à odeur extrêmement prononcée, dont le maximum se trouve chez le mâle entier et chez les animaux d'appartement nourris de débris de cuisine; la castration enlève la mauvaise odeur de l'urine du chat.

L'abstinence, chez les herbivores, qui deviennent autophages, donne à l'urine une odeur qui se rapproche du même produit chez les carnassiers. Le chien, dans l'inanition, et même dans la diète prolongée, a une urine à odeur phosphorée.

Certains aliments : oignons, choux, asperges, donnent à l'urine une fétidité spéciale.

L'ail, souvent administré aux chiens comme vermifuge léger, donne à l'urine une odeur piquante insupportable.

Les variations pathologiques de l'odeur urineuse sont peu nombreuses, mais quelques-unes présentent un intérêt particulier. Au bout d'un temps plus ou moins long, variable suivant la température, l'état hygrométrique de l'air, l'urine entre en putréfaction et dégage alors une odeur fortement ammoniacale produite par la décomposition de l'urée en carbonate d'ammoniaque ; dans ce cas, l'urine donne une odeur plus forte, plus piquante d'ammoniaque quand on la traite par les alcalis. »

Odeurs du lait. — La grande propreté des étables, la plus grande pureté de l'air qui y pénètre, le renouvellement de cet air, sont des conditions indispensables à la production d'un bon lait : c'est là un théorème d'observation universelle, le lait s'emparant aisément de toutes les odeurs.

Le lait chaud sortant de la mamelle a une odeur douce spéciale, qui disparaît au fur et à mesure du refroidissement. Cette odeur est à peu près la même dans toutes les espèces animales ; seul, le lait de chèvre a une odeur plus forte rappelant plus ou moins l'odeur du bouc, assez accentuée chez les chèvres élevées en stabulation permanente.

L'odeur du lait reparaît et se force quand ce liquide est soumis à l'ébullition. Différentes circonstances font varier la composition du lait, mais son odeur n'est pas toujours modifiée.

Dans les maladies graves, où la fièvre est intense, la quantité du lait diminue et ce produit prend parfois une odeur fiévreuse.

A l'époque des chaleurs, sur certaines vaches, le lait, devient plus dense, plus riche en matières solides ; il est moins abondant et d'odeur un peu plus forte ; l'analyse a démontré qu'une partie de la caséine est remplacée par des matières albuminoïdes spéciales.

Le colostrum est d'odeur moins agréable que le lait produit quelques jours après le part.

Les modifications pathologiques odorantes du lait sont assez intéressantes : le lait visqueux, riche en albumine, se rapproche du colostrum, il a une odeur butyrique; le lait aqueux, pauvre en principes protéïques et salins, a une odeur particulière, légèrement métallique ; le lait « bleu » a une odeur aigrelette, il prend rapidement une odeur putride; le lait « amer », normal au moment de la traite, dégage par le repos une odeur rance; le lait fétide possède une odeur putride, tantôt au sortir de la mamelle, tantôt quelque temps après la traite; il dégage une odeur de putréfaction, d'œufs gâtés, due à la formation de sulfhydrate d'ammoniaque; le lait purulent a une odeur animale assez prononcée : il survient à la suite d'abcès de la mamelle, et prend une odeur cadavéreuse si la gangrène envahit l'organe.

Dans la rétention d'urine, le lait revêt l'odeur urineuse. Certains *ingesta* (ail, échalottes, panais, germandrée des marais, navets, choux, poireaux, raves, drêches, pulpes, eaux grasses, persil, etc.), communiquent au lait des odeurs spéciales peu prisées. Parmi les médicaments, l'huile phosphorée lui donne l'odeur alliacée; le phénol, la créoline, leur odeur de goudron. J'ai pu, dit M. Bissauge, constater ce fait sur une vache n'ayant pas délivré, pour qui j'avais ordonné des injections intra-utérines avec une solution de crésyl; par inadvertance, le domestique fit absorber à la malade environ 150 grammes de crésyl mélangé à un litre d'eau : elle n'en fut pas trop incommodée, mais le lait conserva pendant deux jours les traces odorantes de cette maladresse.

Chez une vache atteinte d'actinomycose, qui absorba 50 grammes d'iodure de potassium en quatre jours, j'ai pu constater une odeur métallique du lait.

Le camphre, l'aloès, l'iodoforme rendent le lait odorant, si l'administration en est continuée plusieurs jours.

L'huile animale administrée comme vermifuge, l'huile de foie de morue rendent le lait impropre à la consommation, à cause de l'odeur de poisson qui passe dans le lait, quand les doses sont un peu fortes ou longtemps continuées.

L'essence de térébenthine, employée même

en friction, peut donner son odeur au lait[1].

L'odorat peut, dans certains cas, révéler les falsifications du lait, et indiquer les matières étrangères qui ont été ajoutées frauduleusement.

Pour cacher l'addition d'eau, on a parfois mélangé au lait les substances les plus diverses : glucose, farine, amidon, fécule, dextrine, décoction de riz, blancs d'œufs, eau de savon, eau de chaux, craie délayée, etc. Pour rendre l'aspect normal au lait écrémé, on y ajoute :

1 Le lait en vases est également bien connu pour absorber aisément les odeurs des substances volatiles qui l'avoisinent. C'est ainsi que le gaz d'éclairage donne au lait une odeur désagréable ; la térébenthine, les oignons, la fumée de tabac, une odeur forte ; le musc, légère ; l'huile de paraffine, très forte ; l'assa fœtida et le poisson pourri très mauvaise ; le camphre, modérée. Le lait conserve des odeurs pendant quatorze heures. Il faut donc éloigner le lait de toute substance volatile et, étant donnée ces propriétés absorbantes, ne jamais consommer celui qui a séjourné près d'une personne atteinte de maladie infectieuse.

M. Boulland cite des accidents toxiques causés par le lait ayant séjourné dans un milieu saturé de fumée de tabac.

Ces faits très curieux d'absorption des odeurs, expliquent l'utilité possible des injections nasales de lait tiède dans l'ozène.

de l'huile émulsionnée avec un jaune d'œuf ou du borax, de la gomme, de la gélatine, du jus de carottes, du caramel, de la matière cérébrale. La plupart de ces falsifications (rares à la vérité) sont dévoilées en flairant le lait, avant même de le goûter. (Bissauge.)

Odeurs des viandes. — Les odeurs des viandes varient selon l'espèce animale, l'alimentation, le sexe, la maladie, la fraîcheur ou l'ancienneté, les médicaments administrés à l'animal, etc. Le vétérinaire inspecteur Villain a magistralement traité ces questions dans son livre sur *La Viande.*

Le dindon, nourri de chènevis, prend une odeur de poisson ; le porc nourri de tourteaux, présente, ainsi que le mouton, une odeur d'huile rance ; le mouton nourri de feuilles sèches possède une odeur ligneuse ; les animaux engraissés au fenu-grec, une puanteur repoussante de fumier de porcherie ; le veau nourri de laits artificiels, une odeur forte ; le bœuf nourri d'eaux grasses, de résidus de caserne, possède une odeur de vieille chandelle.

Le vieux bélier sent le bouc, la vieille brebis le suint ; le vieux coq, le sapin ; le taureau a une odeur spermatique ; le bouc une odeur hircique pénétrante ; le verrat une odeur écœurante, infecte. Au surplus, voici trois tableaux empruntés aux études classiques de M. Villain :

Viandes malades.

MADADIES	ODEURS
Fièvre.	Spéciale, dite fébrile
Météorisation.	Excrémentitielle ou fortement herbacée.
Des reins ou de la vessie.	Urineuse, ammoniacale.
Charbon symptomatique.	De beurre rance.
Fièvre vitulaire.	De lait aigre.
Cachexie.	Fade, peu agréable.
Gangrène locale.	Putride infecte.
Septicémie.	Ammoniacale.
Surmenage.	Odeur de linge sale ou de triméthylamine (Paul Bert)-

Influence de la fraicheur.

VIANDE	ODEUR
Fraiche.	De chaud
Peu fraiche.	De relent.
Altérée.	Putride.
Salaisons altérées.	De vidange.
Lard avancé.	Rance, piqué.
Gibier faisandé.	De pourriture infecte.

Odeurs médicamenteuses.

MÉDICAMENTS	ODEUR COMMUNIQUÉE A LA VIANDE
Ether.	Forte, pénétrante, spéciale au médicament.
Ammoniaque.	Piquante, spéciale au médicament.
Chloroforme.	D'acétone.
Chloral.	De melon.
Phénol et dérivés.	De goudron, spéciale.
Essence de térébenthine.	Pénétrante, *sui generis*.
Assa fœtida.	Nauséeuse, —
Camphre.	Particulière au produit.
Soufre.	Sulfureuse ou sulfhydrique suivant cas.
Phosphore.	Alliacée.
Vinaigre, acide acétique.	Aigrelette.
Fenu-grec.	Forte, peu agréable, spéciale.

TABLE ANALYTIQUE DES MATIÈRES

CHAPITRE PREMIER

L'ODEUR DE LA PEAU ET DE SES ANNEXES

Résumé :

L'observation des variantes odorantes dans ses diverses causes :

Odeur dans l'état de santé	Individuelle. Selon la couleur des cheveux. Dans les diverses races. Dans les deux sexes. Aux divers âges. Dans les diverses régions du corps. Selon les *ingesta*. Professionnelle : odeur des foules, odeur nosocomiale, etc.
Modifications d'influence nerveuse	Passions et névroses. Folie. Sainteté. Bromidroses localisées : pieds, aisselles, etc.
Odeurs pathologiques	Dans la goutte, l'ictère, le carreau, les uropathies, la scrofule, le diabète, la tuberculose. Dans la puerpéralité. Dans les fièvres infectieuses : choléra. dysenterie. fièvre typhoïde, typhus. Dans l'inanition. Dans le rhumatisme aigu. Dans la suette miliaire et les autres exanthèmes fébriles. Dans les dermatoses.

Odeur des cheveux

Odeur normale, odeurs dans les névroses, le favus, l'eczéma et autres affections du cuir chevelu.

Déductions thérapeutiques.

Formules diverses contre la bromidrose considérée dans ses variétés. — Conseils d'hygiène dans la fétidité cutanée, formules pour le cuir chevelu.

CHAPITRE II

L'ODEUR DE L'HALEINE

Diagnostic différentiel des origines odorantes.

Résumé de l'haleine nasale.

Coryza aigu et chronique. — Etude du processus *ozène* et de sa pathogenèse. — Le microbe de l'ozène vrai. — Différences d'odeur selon les causes et les lésions. — Odeurs banales et odeurs spécifiques. — Corps étrangers des fosses nasales. — Rhinolithes. — Ozène dit *essentiel.* — Ozènes diathésiques. — Lésions osseuses et ulcératives. — Haleine nasale dans la diphtérie, le lupus, les maladies des sinus.

Déductions thérapeutiques. — Lavages du nez, propreté des fosses nasales. — Formules de solutions, pommades et poudres. La cure moderne de l'ozène : massage vibratoire et électrolyse.

Résumé de l'haleine buccale.

Odeur normale modifiée par
- L'âge du sujet.
- L'instant de la journée où l'on observe.
- Les *ingesta* alimentaires ou médicamenteux.
- L'époque menstruelle.

Haleine dans les maladies générales ou totius substantiæ	Haleine *dite* fébrile. Haleine des fièvres : Typhoïde, hectique, puerpérale, délire aigu, dysenterie, choléra, etc. Haleine dans les phlegmasies (pneumonie). Haleine dans la gangrène. Haleine dans les toxémies (S. Hg. I, Cl., $C^4H^6O^2$, etc). Haleine dans le diabète (acétonémie). Haleine dans l'urémie, les néphrites.
Haleine dans les maladies du tube digestif	Boulimie, ectasie gastrique. Abcès du foie, ictère grave. Gastrites et dyspepsie. Constipation, entérites. Ascarides infantiles. Choléra, typhoïde, péritonite.
Haleine dans les affections respiratoires.	Cancer du larynx, laryngites ulcéreuses, ozène trachéal, aphonie paralytique. Phtisie, hémoptysie. Apoplexie, hémorragies pulmonaires. Gangrène du poumon : sa forme curable. Bronchorrhée. Bronchite fétide, pleurésie fétide.
Haleine dans les maladies de l'appareil buccal	Altérations du mucus et de la salive. Influences microbiennes. Catarrhe buccal, gingivites. Stomatites : Aiguë et chronique. — De l'inanition. — De l'hydrargyrisme et du saturnisme. — Du scorbut, etc. — Ulcéro-membraneuse. Angines (amygdalite phlegmastique, diphtérie et gangrènes). Odontopathies (carie dentaire, pulpites, etc.) Port de dentiers.

CHAPITRE III

L'ODEUR DES CRACHATS

CHAPITRE IV

L'ODEUR DES VOMISSEMENTS ET DES ÉRUCTATIONS

ments, l'hématémèse. — Hydrogène sulfuré et colibacille.

Les vomissements fécaloïdes (séméiologie et pathogenèse).

Odeurs des éructations selon les *ingesta*, dans les dyspepsies, le catarrhe gastrique, le cancer de l'estomac, la goutte, le diabète, etc.

Pathogénie des éructations sulfhydriques.

CHAPITRE V

L'ODEUR DES MATIÈRES FÉCALES

Très variable selon
- L'âge.
- Les *ingesta*
  - végétariens.
  - créophages.

Modifications odorantes dans
- Les maladies du système nerveux.
- Les diverses phlegmasies gastriques.
- Les catarrhes gastro-entéritiques.
- L'athrepsie et ses degrés.
- Le choléra (symptôme négatif).
- La dysenterie aiguë et chronique.
- La lientérie.
- La fièvre typhoïde et le typhus.
- La diarrhée des phtisiques, la diarrhée de Cochinchine.
- L'ictère, etc.

Odeur des gaz intestinaux

(Normale et pathologique).

Déductions thérapeutiques. — L'antisepsie gastro-intestinale : ses meilleures formules. — Utilité des lavements.

CHAPITRE VI

L'ODEUR DES URINES

- *Odeur essentielle*
  - *Normale* | *sui generis*, benzoïque, aromatique.
  - *Anormale* (osmurie)
    - *Aromatique forte* | Phlegmasies aiguës générales.
    - *Ammoniacale* — Maladies générales, fièvres. Maladies uro-génitales.
    - *Sulfhydrique* — *forte* | suppu. uro-gén. bactériurie; *faible* | chylurie, etc.
    - *Putride et gangreneuse* — Cystites ulcéreuses. Néoplasies vésicales. Suppurations locales étendues.
    - *Fadasse* (bouillon) | Albuminurie. Oxalurie.
    - *Mielleuse* (petit lait) | Diabète.
- *Odeur accidentelle* — [*ab ingestis*] — Elle rappelle plus ou moins l'odeur des substances ingérées.

L'épreuve *ab ingestis* dans l'albuminurie.

Déductions thérapeutiques. — La désinfection des urines.

CHAPITRE VII

LES ODEURS GÉNITALES

Les odeurs amoureuses. — Rapports de l'olfaction avec les choses sexuelles. — Odor di femina. — Spermatophilie et spermatophobie. — L'odeur du sperme.

Synopsis osprésiologique des organes génitaux féminins.

- *Mucus vaginal*
  - *Son odeur normale.*
  - *Son odeur modifiée par* — Etats moraux, nerveux. Coït, onanisme. Maladies diverses.

Smegma vaginal	*Son odeur « sui generis. »*
Sang menstruel	*Son odeur normale et modifiée.*

Odeur puerpérale
- *Lochies normales*, leurs variations odorantes
- Putréfaction fœtale.
- *Lochies fétides*
  - A. par phlegmasies utérines.
  - B. par idiosyncrasies.
  - C. par malpropreté.

Odeurs génitales de la conception, du liquide amniotique. — Physomètre putride.

Odeur des écoulements dans le cas de corps étrangers vagino-utérins. — Leucorrhée. — Métrorragies. — Odeur spéciale dans la vaginite. — La flore microbienne féminine. — Gaz odorants par le vagin (séméiologie pathognomonique). — Odeurs particulières dans le cancer utérin. — L'endométrite sénile.

Déductions thérapeutiques en obstétrique et gynécologie (injections et pansements).

CHAPITRE VIII

L'ODEUR DE LA PURULENCE ET DE LA GANGRÈNE

Odeur personnelle
- Normale du pus louable.
- Modifiée par les *ingesta*.
- — par la putréfaction.
- — par le mélange de graisses.
- — par les macérations épithéliales.
- Pus des abcès froids.
- — de la nécrose phosphorée.
- — des ulcères.
- — de la pourriture d'hôpital.

Odeur empruntée à divers organes voisins (foie, mamelle, organes génitaux, oreille, reins, parotide, intestin, amygdale, etc.).

Blennorragie, balano-posthite et bartholinite.

Etude des 4 groupes naturels d'*Abcès fétides.*

A.	*par cause extérieure.*	C.	*par maladies aiguës infectieuses.*
B.	*par voisinage.*	D.	*par maladies chroniques.*

Pourriture d'hôpital, ulcères et syphilis.

Étude osphrésiologique de la gangrène.

Quelques mots sur l'odeur du sang.

Deductions thérapeutiques. — Les pansements désinfectants.

APPENDICE

LES ODEURS VÉTÉRINAIRES

Les travaux de M. Bissauge. — Odeurs spécifiques des espèces. — Odeurs fécales. — Odeurs des urines. — Odeurs du lait. — Odeurs des viandes. — Tableaux de M. Villain.

ÉVREUX, IMPRIMERIE DE CHARLES HÉRISSEY

8 juin 53

www.ingramcontent.com/pod-product-compliance
Ingram Content Group UK Ltd.
Pitfield, Milton Keynes, MK11 3LW, UK
UKHW020306230726
13925UKWH00001B/243